北京DRGs系统的研究与应用

主　　编　邓小虹

编写人员（以姓氏汉语拼音为序）

陈剑铭　郭默宁　胡　牧　黄　锋

简伟研　焦建军　刘婉如　卢　铭

秘　　书　余　胜

北京大学医学出版社

BEIJING DRGs XITONG DE YANJIU YU YINGYONG

图书在版编目（CIP）数据

北京DRGs系统的研究与应用 / 邓小虹主编. —北京：北京大学医学出版社，2015. 5（2020. 8 重印）

ISBN 978-7-5659-1080-7

Ⅰ. ①北… Ⅱ. ①邓… Ⅲ. ①医疗保障 - 研究 - 北京市 Ⅳ. ① R197.1

中国版本图书馆CIP数据核字（2015）第068050号

北京DRGs系统的研究与应用

主　　编： 邓小虹
出版发行： 北京大学医学出版社
地　　址：（100083）北京市海淀区学院路38号　北京大学医学部院内
电　　话： 发行部 010-82802230；图书邮购 010-82802495
网　　址： http://www.pumpress.com.cn
E-mail： booksale@bjmu.edu.cn
印　　刷： 中煤（北京）印务有限公司
经　　销： 新华书店
责任编辑： 董采萱　　**责任校对：** 金彤文　　**责任印制：** 李　啸
开　　本： 710mm × 1000mm　1/16　　**印张：** 9.5　　**字数：** 166千字
版　　次： 2015年5月第1版　2020年8月第6次印刷
书　　号： ISBN 978-7-5659-1080-7
定　　价： 38.00元

前言

“诊断相关组”（DRGs）作为一个重要的医疗管理工具，半个世纪来在世界上很多国家被成功地应用于医院评价和医疗付费管理中，取得了良好的效果。

北京是我国第一个成功开发并系统应用 DRGs 的地区。早在 20 世纪 80 年代末，北京市在全国率先成立了医院管理研究所。研究所首任所长黄慧英在全国率先组织 10 所大医院发起了 DRGs 的研究，经过 4 年多的不懈努力，发表了一系列论文，为这一理论体系进入中国进行了大胆尝试，为其未来发展奠定了工作基础。21 世纪初，随着覆盖我国全民的社会医疗保障制度的建立，保证这一制度健康可持续发展的需求呼唤科学的付费管理方法出台。在北京市卫生局、人力资源和社会保障局、财政局以及发展和改革委员会的共同支持下，北京市再次启动了 DRGs 研究工作，并成功地将该研究成果——中国第一个完整的 DRGs 系统——BJ-DRGs，应用到医院评价和医疗保险（简称“医保”）支付方式改革中。

当前，中国的医疗卫生体制亟须引入类似 DRGs 的管理工具，以提升医院管理和医保支付方式管理的科学性和有效性。

本书是我国第一部系统介绍 DRGs 技术方法和应用方式的专著。涉及 DRGs 如何分组、如何实现风险调整、如何在医疗服务绩效评价中发挥作用、如何应用于医保支付制度改革等核心问题。对这些问题的系统介绍，不仅有助于科研技术人员了解 DRGs 的开发和本土化过程，也有助于卫生管理者加深对 DRGs 应用范围和应用方法的理解。

参加本书编写的所有成员均是多年来从事 DRGs 研究的核心团队成员或应用 DRGs 进行卫生服务管理的实践者。他们将理论和实践相结合，在书中贡献了 BJ-DRGs 及其相关支持系统开发过程的第一手经验与实践案例，这对于读者尤其是改革者深刻体会 DRGs 的应用实践有着莫大的裨益，也是本书区别于其他相关书籍的特点所在。

本书不仅关注 DRGs 系统本身，还特别强调了这一系统以数据为基础的特点，专门阐述了国际疾病分类（ICD）系统、病案信息数据与 DRGs 的关系，这一点往往容易被决策者忽略。在此基础上，辅以北京改善医疗服务信息质量从而提升 DRGs 应用效果的实践案例，让读者深刻理解推进 DRGs 的开发和实践需要从保证数据质量这一根本做起，这也是世界各国成功开发和应用 DRGs 的共同经验。

原北京市卫生局局长、北京医学会会长

2015 年 1 月

目　录

第一章　DRGs 系统的发展和应用 …… 1

第二章　DRGs 在医疗服务绩效评价中的应用 …… 16

第三章　DRGs 在医疗保险管理中的应用 …… 30

第四章　北京 DRGs 分组方法介绍 …… 49

第五章　DRGs 对病案首页数据的要求 …… 61

第六章　ICD-10 临床版诊断术语与分类介绍 …… 72

第七章　ICD-9 手术操作分类临床版介绍 …… 87

第八章　数据采集与质量控制 …… 104

第九章　DRGs 论证工作的组织与管理 …… 136

第一章　DRGs 系统的发展和应用

“诊断相关组”（diagnosis-related groups，DRGs）诞生于 20 世纪 60 年代末的美国[1]。由于 20 世纪 80 年代应用于美国的“老年医疗保险”（Medicare）的支付制度改革，此后传入欧洲、澳大利亚及亚洲部分地区，在世界范围内广泛应用[2]。中国的学者自 20 世纪 80 年代末开始关注 DRGs，随后进行过大规模的研究[3]。最近，随着中国新一轮卫生体制改革的推进，一些基础条件较好的地区（如北京），开始将 DRGs 应用于医疗管理的实际工作当中[4]。30 年来，DRGs 发展和推广应用的步伐迅速，当中许多经验值得总结，很多问题值得探讨。本章试图对 DRGs 相关的理论和实践问题进行简要的讨论，为 DRGs 在中国的应用提供参考。

一、DRGs 的本质

1. DRGs 关注的基本问题

关于 DRGs 的起源，大概可以追溯到 20 世纪 20 年代医疗服务当中的一个实际问题，即“如何比较出医疗服务提供者的优劣以便做出适当的选择？”回答这个问题的核心困难在于，不同的医疗服务提供者之间收治患者的数量和类型不同，难以直接比较[5]。于是，人们开始探索在较“宽”的口径下进行医疗结果的比较，即将临床过程相似和（或）资源消耗相近的病例归为一类，然后进行比较分析。接下来，人们想到不同类之间的病例能否进行比较的问题。于是，“病例组合”（case-mix）的概念应运而生。

“病例组合”将临床过程相近和（或）资源消耗相当的病例分类组合成为若干个组别，组与组之间制定不同的“权重”（weight）反映各组的特征[6]。于是，同组之间的病例可直接比较，不同组的病例经过权重的调整后再进行比较，这个过程称作“风险调整”（risk-adjustment）[7]。风险调整是包括 DRGs 在内的各个病例组合系统的基本功能。不同的病例组合工具对应不同的病例类型。其中，在急性住院病例上，DRGs 风险调整功能最为突出。

2. DRGs 的理念和方法

DRGs 是众多“病例组合”中的一种，也是应用管理领域的“病例组合”

中最为著名的一种[2]。从方法层面上讲，不同“病例组合”之间的区别，主要是分类理念和方法的差异。DRGs 的基本理念是：疾病类型不同，应该区分开；同类病例但治疗方式不同，亦应区分开；同类病例同类治疗方式，但病例个体特征不同，还应区分开[8]。详见图 1-1。

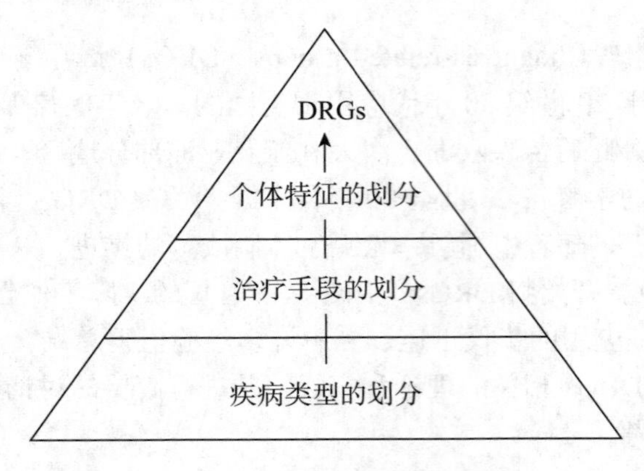

图 1-1 DRGs 的分组理念

为了实现上述分组理念，疾病类型通过疾病的“诊断”来辨别；治疗方式通过“操作”来区分；病例个体特征则利用病例的年龄、性别、出生体重（新生儿病例）等变量来反映[9]。由于病例数量和类型众多，DRGs 的分类过程需要借助计算机来完成。而要使用计算机，需要对疾病的诊断和操作进行编码。于是，DRGs 系统通常需要以“国际疾病分类”（ICD）编码为基础[2]。

ICD 由世界卫生组织（WHO）开发和推广。由于 ICD 系统原来的立意是疾病和死亡统计，并非专注区分疾病在临床诊疗过程上的差异，故此，直接使用 WHO-ICD 并不足以区分不同疾病的临床过程和资源消耗的差异。于是，各个国家都开发了 ICD 的临床版本，以满足临床研究的需要和病例组合工具（包括 DRGs 在内）应用的需要。

为了体现对“医疗资源消耗”的区分度，DRGs 的分组过程往往以医疗费用和（或）住院时间作为考量分组效果的目标变量。比如，同组病例医疗费用或住院时间的“组内一致性”是考量 DRGs 分组效果的重要指标。衡量组内一致性的指标通常是一个 DRGs 包含病例的医疗费用和（或）住院时间的“变异系数”（CV）。当某个 DRGs 医疗费用或住院时间的 CV 值大于 1，一般会认为组内变异度过大，一致性不佳，需要考虑细分或调整分组。

3. DRGs 本质

人们认识 DRGs，往往是从美国“老年医疗保险”（Medicare）把 DRGs 应用到支付制度改革当中。于是，DRGs 在很多人眼中是一种“支付模式”。然而，如上所述，DRGs 的实质是“病例组合”的一种。它既能用于支付管理，也能用于预算管理，还能用于质量管理[10]。第一代 DRGs 的发明者 Robert B. Fetter 说，他开发 DRGs 的目标是试图“建立一套病例分类体系，使得同组中的病例医疗服务产出的期望相同”[1]。

医疗服务管理困难核心在于医疗服务产出（治疗的病例及治疗结局）类型众多，医疗服务产出划分不清楚，便难以针对不同的“产品”进行绩效控制和定价。而 DRGs 恰恰以划分医疗服务产出为目标，正符合医疗服务管理的需要，而这也可能是它在管理领域应用广泛的原因。从本质上说，无论是“支付模式”“预算方案”，抑或“质量控制手段”，都不能全面概括 DRGs 系统；DRGs 的本质是一套“医疗管理的工具”[10]。

既然 DRGs 的本质是“管理工具”，那么，DRGs 在某个领域的应用效果至少受 3 方面因素的影响：一是 DRGs 工具本身的分组效能，二是决策者（DRGs 工具的使用者）是否将 DRGs 应用到了它适用的领域，三是 DRGs 应用环境的信息基础甚至配套政策。为此，在应用 DRGs 之前应当谨慎分析 DRGs 的使用范围，建立必要的信息基础。对于 DRGs 的应用结果，不应该简单地评判 DRGs 奏效与否，而需要结合应用领域和应用环境，进行综合的分析。

二、国际 DRGs 的发展历程

1. DRGs 的开发、应用和推广

第一代 DRGs 系统于 1967 年由美国耶鲁大学 Robert B. Fetter 及其团队开发（以下称“Yale DRGs”）。从早期的文献可以看出，耶鲁团队开发 DRGs 的过程是从临床过程相对单纯的疾病（如自然分娩和剖宫产术）开始研究分类组合的方法，而后拓展到其他类型的疾病，最后涵盖了所有的疾病和操作，形成完整的 DRGs 系统。值得注意的是，耶鲁大学团队早期的构成以统计学家为主，分组的节点也主要是病例费用和住院时间在统计学上的差别。

耶鲁团队的研究成果逐渐在医疗管理研究中应用。20 世纪 70 年代末，Yale DRGs 在美国新泽西州的支付制度试点改革中应用，随后进行了改版。这次改版的突出特征是，把临床医生纳入了研究团队，并把临床医生对病例类别划分的意见作为重要的 DRGs 分组依据。于是，前面提到的 DRGs“二维”（兼顾临床过程和资源消耗）的分组模式最终形成并固定下来。此后形成的各个

DRGs 版本一直沿用这样的模式。

1983 年，美国国会立法，Medicare 应用基于诊断相关组的预付费制度（diagnosis-related groups prospective payment systems，DRGs-PPS）[11]。在 DRGs-PPS 成为多数医院的支付制度后，医院开始将经营的重点放在节约成本上面，于是催生了“临床路径”管理方式 [12]。

随后，DRGs 陆续被欧洲、澳大利亚和部分亚洲国家引进，应用于这些国家的医疗服务管理当中。在 2003 年，有研究报道称，世界上应用 DRGs 的国家超过 25 个，主要为西方工业化国家 [2]。2013 年，WHO 有关于中低收入国家开发和应用 DRGs 的报道，有 12 个中低收入国家拥有基于 DRGs 的支付系统，还有其他的 17 个国家处于试点或探索阶段。据此估计目前全世界在不同领域应用 DRGs 的国家已经超过 40 个。

在 DRGs 被世界各国引进并应用的过程中，产生了多个本土化的 DRGs 版本，例如：澳大利亚的 AR-DRGs、芬兰等北欧国家使用的 Nord DRGs、英国的 HRG、法国的 GHM、德国的 G-DRGs[2] 等。再加上美国本土的 DRGs 在不断发展，产生出 CMS-DRGs（centers for medicare and medicaid services diagnosis related groups）、AP-DRGs（all-patient diagnosis related groups）、APR-DRGs（all-patient refined diagnosis related groups）等多个版本 [12]。据不完全估计，目前这些版本超过了 25 个，形成了所谓的“DRGs 家族”（图 1-2）[13]。

在 DRGs 家族中，2008 年开发完成的北京版 DRGs（BJ-DRGs），是中国

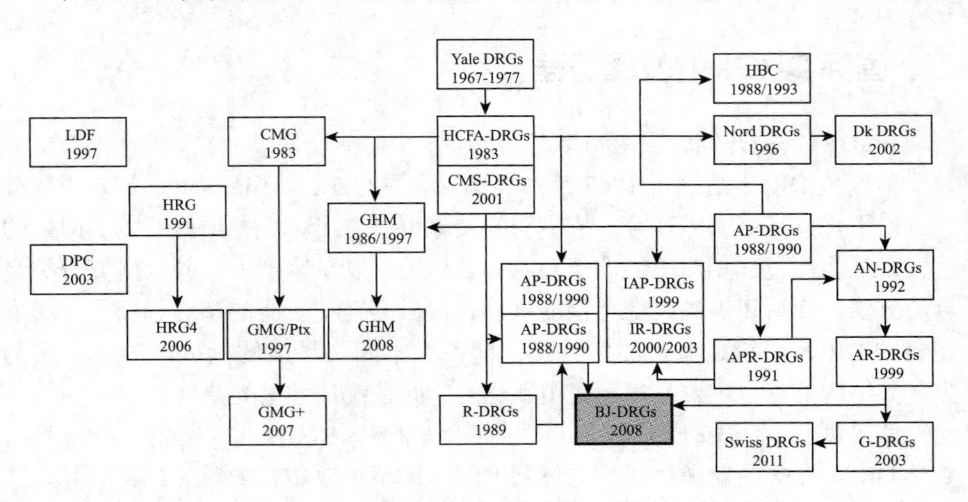

图 1-2　DRGs 家族

（资料来源：Urs Brügger. Impact of a Diagnosis-Related Groups（DRG）reimbursement system in an acute in-patient hospital setting：A literature review [EB/OL]．[2011-8-16]．[2011-9-11]．http：//www.ssphplus.ch/IMG/pdf/DRG_Plenary_Urs_Brugger_16.08.2011.pdf）

第一个完整的DRGs本土化版本。BJ-DRGs主要“师承”美国的AP-DRGs和澳大利亚的AR-DRGs，在此二者基础上，根据本地的数据环境和临床工作特点进行了调整。结合其他国家的经验进行本土化，这是引入DRGs的通行做法。需要强调的是，即便有了其他国家的可供借鉴的经验甚至是DRGs版本，本土化的过程也是漫长而艰辛的。

2. 不同版本DRGs的区别和联系

20世纪70年代末美国新泽西州试点应用以后，DRGs在编码系统和分组规则上都进行了比较大的调整，尤其是在团队中加入了临床医生，使得改版后的DRGs在“临床可接受性”方面大大提升[14]。自此，DRGs的分组过程基本定型，共分3个步骤：第一步，将大部分病例按照解剖系统分为“主要疾病分类”(major disease category，MDC)；第二步，从MDC细分为基干DRGs(adjacent DRGs，ADRGs)；第三步，从ADRGs再次细分为DRGs。MDC划分的过程通常只使用主要诊断编码。从MDC到ADRGs的过程则会同时使用主要诊断编码和主要操作编码；而从ADRGs到DRGs这个过程会用到其他诊断和操作，以及反映病例个体特征的其他变量。

不同版本DRGs的区别，主要体现在分组设计的细节问题和编码系统的使用上面。本章以美国AP-DRGs、澳大利亚AR-DRGs和北京BJ-DRGs的比较为例，展示不同版本DRGs在设计要点上的区别。如表1-1所示，这3个版本的主要区别在4个方面[9,15]：

第一，在AR-DRGs中，人类免疫缺陷病毒（HIV）感染病例、其他传染病和寄生虫感染病例一并放到了MDC18中，而多发严重创伤、伤害、中毒病例一并放到了MDC21。然而，在AP-DRGs和BJ-DRGs中，HIV感染病例和多发创伤病例分别是两个独立的MDC。于是，AP-DRGs和BJ-DRGs拥有25个MDC，而AR-DRGs只有23个MDC。

第二，AP-DRGs使用ICD-9诊断和操作编码，而AR-DRGs使用ICD-10。与之不同的是，BJ-DRGs的诊断编码用ICD-10，而操作编码用ICD-9。值得注意的是，DRGs虽然使用ICD作为基础，但是在实际应用时，往往不直接使用WHO的ICD，而是在WHO的ICD基础上构建本地的临床版本（如美国ICD-CM、澳大利亚的ICD-AM及北京的ICD-BM）。

第三，AP-DRGs将DRGs分为内科类和外科类；而AR-DRGs和BJ-DRGs除了内、外科的划分外，将非手术室手术的病例单列为一类DRGs。

第四，大多数的DRGs版本都会对“并发症和合并症”(complication and co-morbidity，CC）分级（利用主要诊断外的其他诊断来判别）。这3个DRGs

表1-1 AP-DRGs、AR-DRGs和BJ-DRGs的分组设计要点的比较

类型	第一层结果	诊断编码	操作编码	内外科部分的划分	合并症和并发症（CC）计分	当日出院病例组
AP-DRGs	1个pre-MDC加25个MDC	ICD-9-CM	ICD-9-CM	内科类DRGs和外科类DRGs	所有的DRGs使用同一张CC表。CC分为3个级别，即没有CC、一般CC和严重CC	没有
AR-DRGs	1个 pre-MDC加23个 MDC	ICD-10-AM	ICD-10-AM	内科类DRGs、外科类DRGs和非手术室手术类DRGs	不同DRGs有不同的CC表。CC分为4个级别，即没有CC、中度CC、严重CC和极重度CC	有
BJ-DRGs	1个pre-MDC加25个MDC	ICD-10-BM	ICD-9-BM	内科类DRGs、外科类DRGs和非手术室手术类DRGs	所有的DRGs使用同一张CC表。CC分为3个级别，即没有CC、一般CC和严重CC	没有

注：pre-MDC是指“前期分类MDC”，主要包含了器官移植、使用呼吸机维持治疗等的病例，ICD-10-BM和ICD-9-BM分别是北京地区对ICD-10和ICD-9编码的临床改良版本。

也不例外。它们之间的区别是，AP-DRGs 和 BJ-DRGs 中，所有的 DRGs 都使用同一张 CC 表，潜在假设是 CC 表中各类合并症和并发症对不同的 DRGs 组的影响是相似的。而 AR-DRGs 则将 CC 表中的合并症和并发症与 DRGs 本身关联起来，使得同一个合并症或并发症，对不同的 DRGs 有不同分数。

三、北京开发 DRGs 系统的历程

1. 早期研究的起落

早在 20 世纪 80 年代末，北京市就开始关注 DRGs 的研究和应用。1988 年 8 月，北京市成立医院管理研究所，首任所长黄慧英在建所之初就明确了要跟踪国外研究动向，将 DRGs 作为研究目标，探索建立“科学地评价医院投入产出、合理控制医疗费用、推动医疗服务质量不断提高的有效方法”。黄慧英及张修梅等老一辈专家牵头组织北京地区 10 个大型医院开展了中国首个大规模的 DRGs 研究。当时，中国尚未建立住院病历首页报告制度，计算机信息技术手段还不发达，需要克服很多困难和障碍。课题组成员研究决定从每份住院病历中摘录 140 个数据项，每个大医院提供 1 万份病历，共摘录 10 万份出院病历、1400 多万个数据变量，参照美国 AP-DRGs 进行了 DRGs 分类方案的可行性研究，并在此基础上研究影响我国出院病例住院时间和费用的因素。历经 4 年多时间，课题组于 1994 年发表了一系列研究文章[16-17]，并形成《DRGs 在北京地区医院管理可行性研究论文集》[18]，使中国有了首批 DRGs 研究成果。此项研究为此后中国开发自己的 DRGs 系统在技术上奠定了基础，指明了方向。

由于缺乏能够应用于 DRGs 分组和开展相关分析的电子数据，1994 年以后的 10 年间，中国没有出现大规模的 DRGs 相关研究。

2. 新的机遇与 DRGs 研究的再度缘起

时间进入 21 世纪。按照国家卫生体制改革的统一要求，北京市人民政府于 2001 年 2 月发布了《北京市基本医疗保险规定》，开始实施并逐步建立覆盖全民的社会医疗保障制度。如何保证社会保险基金安全、有效利用，且可持续发展，是摆在政府主管部门面前的重要问题。经当年 DRGs 课题组成员，时任北京市人力资源和社会保障局分管医疗保险工作的张大发副局长提议，北京市再次启动了目的在于实现社会医疗保险（简称“医保”）DRGs-PPS 付费机制的课题研究工作。2004 年，北京市财政出资 130 万元支持以北京市医院管理研究所张修梅作为顾问、北京大学附属第三医院胡牧为主要负责人的北京市 DRGs-PPS 研究项目组（以下简称“DRGs-PPS 项目组”），细致研究了美国

AP-DRGs 和澳大利亚 AR-DRGs 的分组原理和方法，初步采用北京市 12 家大型医院 70 万份病历首页信息，开展了对 DRGs 分组器的模仿和验证工作。这些工作为此后 DRGs 分组器的本土化和北京版 DRGs 的成功开发奠定了方法学的基础。

在此期间，北京市各级各类医疗机构的医院信息系统正在快速发展。2003 年，北京市卫生行政管理部门建立了出院病历首页报告采集制度；2004 年，北京市卫生局下设的北京市公共卫生信息中心（以下简称“卫生信息中心”）建立了卫生信息统计平台，各医疗机构开始通过网络向卫生行政部门报送电子版病案首页信息。束缚 DRGs 研发和应用的电子数据问题已经破解。

2006 年，北京市卫生局牵头与市人力资源和社会保障局、市发展与改革委员会、市财政局共同建立了 DRGs-PPS 项目政府联席会议制度，在市卫生局设立 DRGs-PPS 项目推进工作办公室，负责组织管理北京市 DRGs-PPS 的研究和应用工作。北京市卫生局负责全市出院病历首页数据的采集和信息质量维护；市人力资源和社会保障局与市发展与改革委员会负责制定 DRGs-PPS 支付政策；市财政局根据医院收入变化，研究财政如何调整投入政策并支付研究经费；项目组在 4 个委办局联席会议的统一领导下开展 DRGs 的理论和实践研究。

3. 信息标准化

国际上成功引入 DRGs 的国家和地区，无不重视病案数据质量这一基础性工作。北京地区在开展 DRGs 研究时，亦花大气力改善病案数据质量。

2006 年底，在卫生信息中心的积极协助下，DRGs-PPS 项目组完成了北京地区病案首页相关信息的标准化工作，对病案首页相关变量进行了标准化定义，根据病例组合“最小数据集”的原则开发了病案首页的辅页；与此同时，完成了国际疾病分类编码 ICD-9 和 ICD-10 北京临床版的开发，并通过了国家级专家论证。

2007 年初，卫生信息中心开始对北京各大医院的医生、病案人员、编码人员和统计信息人员培训，使用新的病案首页信息标准和 ICD 编码的临床版本。这次培训历时近 1 年，涉及全北京市二级以上所有医疗机构。到 2007 年底，卫生信息中心开始要求各大医院按照新的信息标准上报首页数据。此后，市卫生局医政处、卫生信息中心组织专家对全市二级、三级医院出院病历首页数据质量持续开展监督检查。经过督导检查，发现问题并落实纠正措施，绝大部分医院已使用《国际疾病分类（ICD-10）临床版》和《国际手术操作分类（ICD-9-CM-3）临床版》进行日常编码工作，并完成了计算机系统的改造，病案首页报告信息符合标准化后的要求。

病案首页数据标准化工作以及持续的数据质量维护工作为北京版 DRGs 成功开发奠定了坚实的基础。

4. 成功开发和付诸应用

2008 年底，北京市对 DRGs 的研究完成了从借鉴国际经验到本土化的蜕变，DRGs-PPS 项目组提出了一个适合于中国医疗机构诊疗模式和北京本地病案信息环境的 DRGs 分组模型，并成功开发完成分组器，命名为 BJ-DRGs。在随后的分组效能检测中，DRGs-PPS 项目组把同样来自北京地区医疗机构的病案首页数据导入 BJ-DRGs、AP-DRGs 和 AR-DRGs3 个分组器，使用国际上通行的检测指标“变异系数”（CV）和“变异减低率”（RIV）比较 3 个分组器的分组效能。结果发现，BJ-DRGs 在分组效能上与其他两个国际上成熟的 DRGs 版本相似，而且当用医疗费用作为目标变量时，分组效能还略有优势。

2009 年开始，BJ-DRGs 被北京市卫生局陆续应用于北京地区医院绩效评价、临床重点专科评价、城乡医院对口支援效果评价等诸多工作，受到前国家卫生部的高度评价，并向全国培训推广。2011 年，北京市人力资源和社会保障局启动了 DRGs 付费试点工作。至此，北京市成为全国首个成功开发完整 DRGs 分组系统、大规模应用 DRGs 进行医疗绩效分析、系统应用 DRGs 进行付费制度改革的城市。2011 年 11 月，BJ-DRGs 研究及应用成果以《中华医院管理杂志》专刊形式全部公开发表。

5. 建立 DRGs 项目组持续稳定的工作机制

上述工作表明，DRGs-PPS 项目组工作越来越受到国家、北京市各政府部门的重视，承担着重要的历史使命。要立足于长期发展，必须从开展学术研究工作转向为政府部门科学管理提供技术支持，从课题组形式的松散管理模式纳入政府管理的轨道。2012 年 4 月，北京市卫生局决定将 DRGs-PPS 项目组纳入北京市医院管理研究所职能进行管理。一直在北京市卫生局分管 DRGs 工作的副局长邓小虹担任 DRGs 项目领导小组组长，原 DRGs-PPS 项目组核心团队成员成为各业务小组的骨干专家，共同讨论确定了 DRGs 项目组（以下简称“项目组”）的组织构架、工作职责与工作任务。从此，项目组工作开始更紧密地服从于医疗卫生体制改革、卫生行政监管与医疗机构行业管理需求。

6. BJ-DRGs 的持续改进工作

随着人类疾病谱不断发生变化，人类对疾病的认识也在不断深入；同时，随着科学技术的不断进步，治疗疾病的方法也在不断推陈出新。因此，建立在住院病历首页疾病与手术操作名称基础上的 DRGs 系统，必须契合临床发展与时俱进，需要临床医生和病案编码人员密切合作，对疾病诊断和手术操作术语及其编码、对疾病诊断相关分组规则不断进行补充、修改与调整。

为此，2013 年，北京市医院管理研究所在市财政资金支持下，开展了 DRGs 论证工作。项目主要内容为在项目组前期研究完成的技术标准基础上（DRGs、ICD-10、ICD-10PCS /ICD-9），开展疾病诊断术语、手术操作术语、疾病诊断相关分组规则的论证工作，以期使整个 DRGs 体系符合不断变化的临床实际情况。BJ-DRGs 论证工作自 2013 年 5 月开始，历时 1 年。参加论证的专家队伍规模庞大、涉及面广、全行业参与，充分体现了北京作为首都其卫生行业的代表性与医学界的学术权威性。

DRGs 论证工作的成果不仅产出了国内最新版最有权威性的临床术语集、升级版的 ICD- 北京临床版以及 2014 版 BJ-DRGs 分组系统软件，同时培养壮大了北京 DRGs 工作的专家骨干团队。

2014 年 1 月，北京市卫生局更名为北京市卫生和计划生育委员会。为使 BJ-DRGs 紧密结合临床医学的发展与变化，北京市卫生和计划生育委员会批准成立了“北京 DRGs 论证专家委员会”，确定了今后对有关专业术语标准及其诊断相关分组进行及时修订，对 DRGs 分组系统进行动态调整升级的持续性工作机制。

四、DRGs 的应用及原理

1. DRGs 的应用方式和范围

如前所说，尽管许多人是通过支付制度认识 DRGs 的，但 DRGs 本质是一个医疗管理工具，因此，其应用范围很广。DRGs 应用的大致分类可以分为医疗费用管理和医疗绩效管理两大类。

（1）医疗费用管理。DRGs 应用于费用管理上最著名的案例要数其在美国 Medicare 上的应用。美国 Medicare 自 1983 年起，购买医疗服务的计费单元是患者的 1 次住院（episode）[19]。不同的病例分属于数百的 DRGs，每个 DRGs 有不同权重，这个权重反映不同 DRGs 病例花费的差别。于是，虽然从诊断和操作上看，病例类型超过 10 万计，但利用 DRGs 系统，将病例类型压缩为数百个，不同类型通过权重的差异进行区别定价，大大减少了交叉补贴的发生 [19]。

目前，美国不仅在 Medicare 使用 DRGs，也在很多其他健保机构使用，只不过这些机构根据自身客户群和定点医疗服务提供者的特点设定费率并调整 DRGs 的权重。其他国家，如德国、匈牙利等，也执行基于 DRGs 按病例付费制度。而在新加坡，其按天计费制度中，利用DRGs进行风险调整。在法国、爱尔兰、挪威等国家，则利用DRGs进行医疗机构的预算管理[2]。

（2）医疗服务绩效管理。目前国际上著名的医疗服务评价体系中，都可以看到DRGs相关的指标。著名的“国际质量指标计划”（IQIP）中，进行“住院死亡”“非计划再入院”等指标的计算时，都是用的DRGs作为风险调整工具[20]。“低死亡风险DRGs”的死亡率作为医疗安全的一个重要指标，广泛用于美国、澳大利亚和多个欧洲国家[21-22]。美国卫生保健研究和质量中心（AHRQ）对医疗安全设置了一套与DRGs相关的重要指标，且建立了一整套与APR-DRGs关联的用于医疗服务质量评价的软件[23]。

（3）DRGs应用的范围与限制。值得注意的是，任何一个病例组合系统都有其特定的应用范围，DRGs也不例外。由于DRGs的分类基础是诊断和操作，为此，只有那些诊断和治疗方式对病例的资源消耗和治疗结果影响显著的病例，才适合使用DRGs作为风险调整工具。一般而言，急性住院病例属于此种类型。而门诊病例、康复病例、需要长期住院的病例，DRGs往往不适用。那些诊断相同、治疗方式相同，但资源消耗和（或）治疗结果变异巨大的病例，也不适合。精神类疾病属于此类。例如，同样诊断为“精神分裂症”的病例，有的只住院2周便出院，有的住院时间则超过1年[24]。这也是那些将DRGs应用于医疗费用管理的国家和地区往往“豁免”或“除外”精神类疾病的原因[25]。

病例组合系统经过长期的发展，那些不适合使用DRGs进行风险调整的病例类型，基本上都有了对应的病例组合工具。例如，门诊病例有“门诊病例分组系统”（APG）[26]、康复病例有“资源使用分组系统”（RUG）[27]等。事实上，中国既然计划将病例组合系统引进到医疗管理当中，除了目前开发的DRGs以外，有必要对其他病例类型也进行相应病例组合系统的探讨，以保证更为全面地实现科学有序的病例管理工作。

2. DRGs应用的基本原理

（1）DRGs权重。使用DRGs第一个需要解决的问题是DRGs权重（weight）的设定问题。一般来讲，权重会通过以下公式初步算得[28]：

$$\text{某 DRG 的权重} = \frac{\text{该 DRG 病例的平均费用或成本}}{\text{本地区所有病例的平均费用或成本}}$$

当然，考虑到数据的分布及其他外部影响因素，还需做相应的调整，如适当去除特殊数据点（或称限外值，outlier）[29]。

一般成熟的DRGs系统，都有一个委员会负责审定权重值的初步结果[30]。

委员会中包含临床、经济、管理等领域的专业人士，评价不同DRGs权重设定是否恰当反映不同DRGs之间的关系（如技术难度、资源消耗等方面的差别）。如果DRGs用于支付，DRGs权重可能还需要经过支付方和医疗服务提供方的协商[31]。

许多研究结果都显示，中国现行医疗服务价格存在严重的扭曲，医务人员技术劳务价值难以在医疗收费中得到体现。于是，直接使用住院病例的医疗费用计算DRGs权重，可能有违“权重差异反映病例服务强度和资源消耗差异”的初衷。于是，北京市在应用DRGs进行医疗服务绩效和费用支付管理时，将住院费用按照“医疗”“护理”“医技”“药品”和“管理”5类业务做内部结构调整，限定了每1类的业务在医疗费用中的占比均为20%。以期通过这样的调整，将医务人员劳动价值反映到DRGs权重上来。

（2）费率。有了DRGs的权重值后，DRGs应用于费用管理的基本工作模式如下[27]：

$$\text{总费用} = \text{费率} \times \sum_{i=1}^{n} (\text{DRG}_i \text{的权重} \times \text{DRG}_i \text{的例数})$$

其中，n 为该地区DRGs的总数。

当总费用是“既定”的（例如健保基金当年住院费用支出总预算），利用历史数据（例如过去1年或过去3年的均值）推算各DRGs的期望例数，于是，费率便可以得到。这个费率的重要含义是，如果地区内不发生特殊情况，患者对住院服务的利用比较稳定，则当年的住院服务花费不会突破预先设定的总费用。这也是DRGs能够应用于预算管理的重要原因。

另外，得到费率及权重以后，便可以实行DRGs-PPS。此时，某个病例医疗费用的计算方法是[31]：

某病例的医疗费用 = 费率 × 该病例所在DRGs的权重

也可以实行基于DRGs的对医疗机构的总额预付。此时，总额预付额的计算方法是[27]：

$$\text{某医院的预算} = \text{费率} \times \sum_{i=1}^{k} (\text{DRG}_i \text{的权重} \times \text{该医院DRG}_i \text{的例数}),$$

其中，k 为该医院出院病例覆盖的DRGs数量。

（3）病例组合指数（case-mix index，CMI）

CMI是评估医疗服务提供单位（医院、科室、医师组等）绩效时常用的指标，而且在绩效评价其他指标值计算时，往往使用它进行调整[5]。DRGs的权重反映的是一个DRGs的特征，而病例组合指数反映的则是一个服务提供单位收治病例的总体特征。其计算公式如下[29]：

$$病例组合指数（CM1）= \frac{\sum_{i=1}^{k}（DRG_i 的权重 \times 该服务提供单位 DRG_i 的病例数）}{\sum_{i=1}^{k} 该服务提供单位 DRG_i 的病例数}$$

可以看出，病例组合指数与该单位收治病例的类型（以 DRGs 权重来反映）密不可分。如果该单位收治病例中技术难度大、资源消耗多（在数值上的表现为权重值高）的病例比例高，其 CMI 值就大；反之，难度低、花费少的病例占的比例高，则其 CMI 值就小。

五、小结

回顾总结北京 DRGs 工作走过的 20 多年发展历程，其成功得益于诸多因素的集合。首先，有两代学者及专家团队对 DRGs 分组系统坚持不懈的研究与探索；其次，医疗机构全面推广使用了满足于 DRGs 本土化分组需求的病案首页数据标准及编码系统；再次，建立了在现代信息网络技术基础之上的病案数据采集平台；当然，还有政府多部门的大力支持与协同配合。

DRGs 是一个重要的医疗管理工具。在中国呼唤医疗服务科学管理的今天，在新一轮卫生体制改革向纵深发展的当下，DRGs 毫无疑问将会在医疗管理的实践中发挥其应有的作用。DRGs 的基本功能是通过“风险调整”较为恰当地划分医疗服务的产品，使得管理者在有限的管理幅度下能够较为全面和准确地把握不同医疗产品的特征、不同医疗服务提供者的绩效以及医疗资源消耗的分布情况。正因为如此，DRGs 既可在微观的费用支付、服务单位绩效评价中应用，也可以在宏观的预算管理、资源分配和绩效管理政策中使用。

从病例类型上看，DRGs 有其适用范围。为此，使用者需要准确把握 DRGs 的特性，恰当使用。对于那些不适用 DRGs 的病例类型，有必要继续投入力量开发其对应的病例组合。在医疗服务系统管理中，形成多种病例组合工具配合使用、相得益彰的局面。

（简伟研）

作者单位：北京大学医学部公共卫生学院卫生政策与管理系，100191

E-mail：jianweiyan@bjmu. edu. cn

参考文献

[1] Fetter R，Freeman J，Averill A，et al.Case mix definition by diagnosis related groups. Medical Care，1980，18（2）：1-53.

[2] Francis H，Roger F. Case mix use in 25 countries：a migration success but international comparisons failure. International Journal of Medical Informatics，2003，70：215-219.

[3] 黄惠英．诊断相关分类法在北京地区医院管理可行性研究．中华医院管理杂志，1994，10（3）：131-136.

[4] 北京市政府．北京市2010—2011年深化医药卫生体制改革实施方案．[2010-6-4]．[2011-9-14]．http：//zhengwu.beijing.gov.cn/zwzt/ygfazj/t1116697.htm.

[5] Jian W，Huang Y，Hu M，et al. Performance evaluation of inpatient service in Beijing：a horizontal comparison with risk adjustment based on Diagnosis Related Groups. BMC Health Services Research，2009，9：72 doi：10.1186/1472-6963-9-72. [2009-4-1]．[2011-9-2]．http：//www.biomedcentral.com/1472-6963/9/72/ .

[6] Kattcy E. Two decades of casemix—Department of Health and Ageing. [2011-9-14]．http：//www. health.gov.au/internet/main/publishing.nsf/Content/.../Kathy%20Eagar.pps.

[7] Iezzoni L. Risk adjustment for measuring health care outcomes. 3rd ed. Chicago：Health Administration Press，2003.

[8] Grimaldi PL，Micheletti JA. Diagnosis related groups：a ractitioner's guide. 2nd ed. Chicago：Pluribus Press，1983.

[9] Commonwealth of Australia. Australian refined diagnosis related groups，Version 5.0，Definitions Manual. 2002，Canberra.

[10] Burik D，Nackel JG. Diagnosis-related groups：tool for management. Hosp Health Serv Adm，1981，26（1）：25-40.

[11] Mistichelli J. Diagnosis related groups（DRGs）and the prospective payment system：forecasting social implications. [2011-9-14]．http：//bioethics.georgetown.edu/publications/scopenotes/sn4.pdf.

[12] 肖泓，简伟研，邓小虹．临床路径与诊断相关组 - 预付款制度的关系探析．中国医院管理，2011，9：3-4.

[13] 3M Company. Definitions manuals. [2011-9-14]．http：//solutions.3m.com/wps/portal/3M/en_US/3M_Health_Information_Systems/HIS/Products/Definition_Manuals/.

[14] Brügger U. Impact of a diagnosis-related groups（DRGs）reimbursement system in an acute in-patient hospital setting：A literature review. [2011-8-16]．[2011-9-11]．http：//www.ssphplus.ch/IMG/pdf/DRGs_Plenary_Urs_Brugger_16.08.2011.pdf.

[15] Grimaldi PL，Micheletti JA. DRGs update：Medicare's prospective payment plan. Chicago：Pluribus Press，1984.

[16] 胡向阳，王原，张修梅．病例组合概念及其应用．中华医院管理杂志，1994，12：915-916.

[17] 黄慧英，张大发，蔡予川，等．加强对大额住院病例资源消耗的管理．中华医院管理杂志，1995，3：355-357.

[18] 北京市医院管理研究所. DRGs在北京地区医院管理可行性研究论文集. 1993，10.

[19] Nilsson CA，Carling K，Erlo CK，et al.1998. ADRG，DRG or RDRGD which systemis best? In：Proceedings Manual，Patient Classification Systems/Europe. 14th International Working Conference，Manchester，UK：PCS/E：179-184.

[20] International Quality Indicator Project. Acute care indicators. [2011-9-15]. http：//www.internationalqip.com/indicators.aspx.

[21] Agency for Healthcare Research and Quality（AHRQ）. Patient safety indicator：PIS 2 Death in low-mortality DRGs. [2011-9-15]. http：//www.qualityindicators.ahrq.gov/Downloads/Software/SAS/v41A/TechSpecs/PSI%2002%20Death%20in%20Low-mortality%20DRGs.pdf.

[22] Barker A，Brand C，Cameron P，et al. Death in Low Mortality Diagnosis Related Groups（LM-DRGs）：A review of the indicator in Victorian hospitals. [2011-9-15]. http：//www.crepatientsafety.org.au/seminars/in-hospital-mortality/presentations/session_3_barker.pdf.

[23] Agency for Healthcare Research and Quality（AHRQ）. AHRQ quality indicators software. [2011-9-15]. http：//www.qualityindicators.ahrq.gov/software/default.aspx.

[24] 江开达. 精神病学. 北京：人民卫生出版社，2005.

[25] English JT，Sharfstein SS，Scherl DJ. Diagnosis-related groups and general hospital psychiatry. American Journal of Psychiatry，1986，143：131-139.

[26] Department of Health（United States）. Ambulatory care payment reform-ambulatory patient groups（APGs）. [2011-7-1]. [2011-9-15]. http：//www.health.state.ny.us/health_care/medicaid/rates/apg/.

[27] Magnus AB，Hìkkinen U，Finne-Soveri H，et al. Validity and eliability of Resource Utilization Groups（RUG-III）in Finnish long-term care facilities. Scand J Public Health，1999，27：228-234.

[28] Lichtig LK. Hospital information system for case mix management. New York：John Wiley & Sons Press，1986.

[29] Palmer G，Aisbett C.Defining and paying for outliers：an evidence-based clarification of conceptual issues. In：Hofdijk J.（ed）Proceedings Patient Classification Systems Europe Conference，Sydney：PCS/E，1996：12-21.

[30] Centers for Medicare & Medicaid Services（CMS）. Medicare hospital prospective payment system：how drgs rates are calculated and updated. [2001-8-1]. [2011-9-15]. https：//www.cms.gov/MLNProducts/downloads/AcutePaymtSysfctsht.pdf.

[31] Barnighausen T，Sauerborn R. One hundred and eighteen years of the German health insurance system：are there any lessons for middle-and low-income countries? Social Science & Medicine，2002，54：1559-1587.

第二章　DRGs 在医疗服务绩效评价中的应用

科学评价医疗服务绩效是医疗服务管理的基础。由于医疗服务具有多样性、高风险性、不易比较等特点，因此，评价医疗服务绩效较为困难。国际经验表明，从医疗服务的固有特点考虑，需要在医疗服务绩效评价时，系统地进行风险调整（risk-adjustment）[1]，才能保障评估结果的可靠性。在众多的风险调整工具中，DRGs 在医疗管理中的应用最为广泛[2]。本章将系统阐述基于 DRGs 进行医疗服务绩效评价的方法及指标，并以案例说明这种评价方法在北京的应用。

一、医疗服务绩效评价的特点

（一）医疗服务的特点

医疗服务的技术壁垒高是医疗服务的重要特点之一。未受过严格医学训练的人员，很难评判医疗服务产出的优劣；即便是专业的医生，也难以熟悉所有的临床专科。对于这个问题，评估者可以采取“货比三家”的办法，通过对不同医疗服务提供者的横向比较，找出其绩效差别，从而评判高低优劣[3]。然而，医疗服务的另一个重要特点，即“产出多样化”[4]，则使得“横向比较”困难倍增。由于不同的医疗服务提供者收治的病例类型差异很大，凭借医疗结果很难评判不同服务提供者的技术水平。例如，如果从收治病例的死亡率上看，A 医生低于 B 医生；如果从收治病例的复杂程度看，B 医生高于 A 医生，最终很难以病例的转归来评价这两个医生医疗服务质量的高低。于是，医疗服务评价工作的操作方式，往往是动员大量的临床专家，或是回顾二手资料，或是集中评估少数病种或少数病例。显然，这样的评价方式，一是成本较高，二是难以全面地对医疗服务产出进行分析。

（二）科学评价医疗服务绩效的策略选择

提升医疗服务提供者医疗服务产出之间的可比性，是科学评价医疗服务绩效必须攻克的难题。国际上应对这个难题，通常的策略是引入病例组合（case-mix）

工具[5]，进行病例之间的风险调整。具体过程是：把病例按照“临床过程相似、资源消耗相近”的原则进行分类组合（这个过程便是case-mix），不同的组别依据治疗难度和治疗成本的高低赋予不同的权重。虽然医疗服务提供者收治的病例不同，但如果这些不同的病例同属于一个组，则可以直接比较治疗结果；如果这些病例在不同的组，则可以按照各组的权重进行调整后再比较治疗结果。

在众多的病例组合工具中，DRGs之所以在管理领域应用最为广泛，一方面是因为DRGs涵盖所有的疾病类型（国际疾病分类ICD所涉及的所有疾病编码）[6]；另一方面，由于DRGs的病例组合过程不但涉及疾病诊断，同时还把疾病的诊治过程（诊断和治疗的操作）以及患者的个体特征考虑在内，因此，对各类急性住院病例都适合使用DRGs进行风险调整[1]。目前，国际上多个与医疗服务绩效相关的指标体系中，均有基于DRGs进行风险调整的指标。

二、基于DRGs评价医疗服务绩效的常用指标

一般而言，可从能力、效率和安全3个维度进行医疗机构服务绩效的评估。如表2-1所示，基于DRGs评估医疗机构的能力，可以通过计算DRGs数量、总权重数、CMI值获得。这3项指标分别代表该医疗机构收治病例的覆盖病例类型范围、住院服务总产出和收治病例的技术难度。基于DRGs评估医疗机构的住院服务效率，可以使用“费用消耗指数”和“时间消耗指数”指标，分别表示同类疾病费用的高低和住院时间的长短。而医疗安全指标可以使用“低风险组死亡率”，用来反映那些病情并不严重的病例发生死亡的概率。

表2-1 基于DRGs进行医疗服务绩效评估的3个维度的指标举例[8]

维度	指标	评价内容
能力	DRGs数量	治疗病例所覆盖疾病类型的范围
	总权重数	住院服务总产出（风险调整后）
	CMI值	治疗病例的技术难度水平
效率	费用消耗指数	治疗同类疾病所花费的费用
	时间消耗指数	治疗同类疾病所花费的时间
安全	低风险组死亡率	疾病本身导致死亡概率极低的病例死亡率

（一）能力指标

（1）假设某医院的病例数据经过DRGs分组器的运算可以分入“k”个

DRGs，则此医院的“DRGs 数量”即为“k”。每个 DRGs 都表示一类疾病。这家医院出院病例覆盖的 DRGs 范围越广，说明其能够提供的诊疗服务范围越大。

（2）如果分别用“n_1、n_2、……、n_k”表示这家医院各个 DRGs 覆盖的病例数，则医院的总权重数=$\sum_{i=1}^{n} W_i \times n_i$。在现有的文献报道中，许多关于医疗服务提供者的产出都使用“出院病例总数”来表示。然而，当医院收治病例类型不同时，出院病例多的医院，“产出”并不一定高于出院病例少的医院。使用 DRGs 进行风险调整后的总权重数，则可以避免这个问题，其能够比较准确地反映医疗服务提供者的产出[9]。

（3）某医院的 CMI 值 = 该医院的总权重数 / 该医院的总病例数[10]。可见，CMI 值是这家医院的例均权重。CMI 值只与这家医院收治的病例类型有关。换言之，如果这家医院收治的权重高的病例较多，则 CMI 值就较大。权重一般是反映不同病例类型之间在治疗成本上的差别。病情越复杂，治疗成本往往越高。为此，CMI 值高通常被认为是这家医院收治病例的评价难度较大的表现。

（二）效率指标

如表 2-2 所示，假定某医院出院病例涵盖 200 个 DRGs，每个 DRGs 的病例数为“n_i”，分别计算这家医院每个 DRGs 的例均费用“e_i”和例均住院日“d_i”，之后计算全样本每个 DRGs 的例均费用“E_i”和例均住院日“D_1”。随后，分别计算“费用比”（e_i/E_i）和“时间比”（d_i/D_i）。以“n_i”为“权重”做“费用比”和“时间比”的加权平均值，便算得了“费用消耗指数”和“时间消耗指数”。

表2-2　基于DRGs测算某医疗机构服务效率的方法

DRGs分组	病例数	某院例均费用	全样本例均费用	费用比	某院例均住院日	全样本例均住院日	时间比
DRGs_1	n_1	e_1	E_1	e_1/E_1	d_1	D_1	d_1/D_1
DRGs_2	n_2	e_2	E_2	e_2/E_2	d_2	D_2	d_2/D_2
…	…	…	…	…	…	…	…
DRGs_200	n_{200}	e_{200}	E_{200}	e_{200}/E_{200}	d_{200}	D_{200}	d_{200}/D_{200}
合计	N	$E=\sum(e_i/E_i \times n_i)$			$D=\sum(d_i/D_i \times n_i)$		

注：费用消耗指数= E/N，时间消耗指数= D/N。

与CMI值不同，费用消耗指数和时间消耗指数与治疗模式（反映在医疗费用和住院时间上）直接相关。如果某医院治疗疾病的费用较高和（或）住院时间较长，则该医院的费用消耗指数和（或）时间消耗指数值就会越大。从计算过程可知，如果该医院的医疗费用或住院时间与全样本的平均水平相当，则费用消耗指数值（CEI）或时间消耗指数（TEI）值均为1。相应地，当指数值＞1，表明该医院治疗同类疾病所需费用或所需时间高于全样本的平均水平；指数值＜1，则表示该医院治疗同类疾病需要费用或所需时间低于全样本的平均水平。

（三）安全指标

导致住院患者死亡的原因大致可以分为两类，一是疾病本身很严重，难以救治（例如晚期的恶性肿瘤、严重的心脑血管疾病、严重的外伤等）；二是临床过程发生了失误和偏差。所谓“低风险组”是指疾病本身导致死亡的可能性极低的病例类型（例如年轻患者的单纯性阑尾炎、人工流产等）。如果“低风险组”的病例发生了死亡，表示临床过程有差错的可能性很大。

利用DRGs可以划分出“低风险组”病例，具体方法如图2-1所示。把全样本病例通过DRGs分组器分为若干个DRGs，计算每一个DRGs覆盖病例的死亡率。对死亡率取自然对数，使其服从“正态分布”（图2-1中，每一个点表示1个DRGs病例死亡率的自然对数值）。所谓“低风险组”是指死亡率的自然对数值在负1倍标准差以外的DRGs[8]。

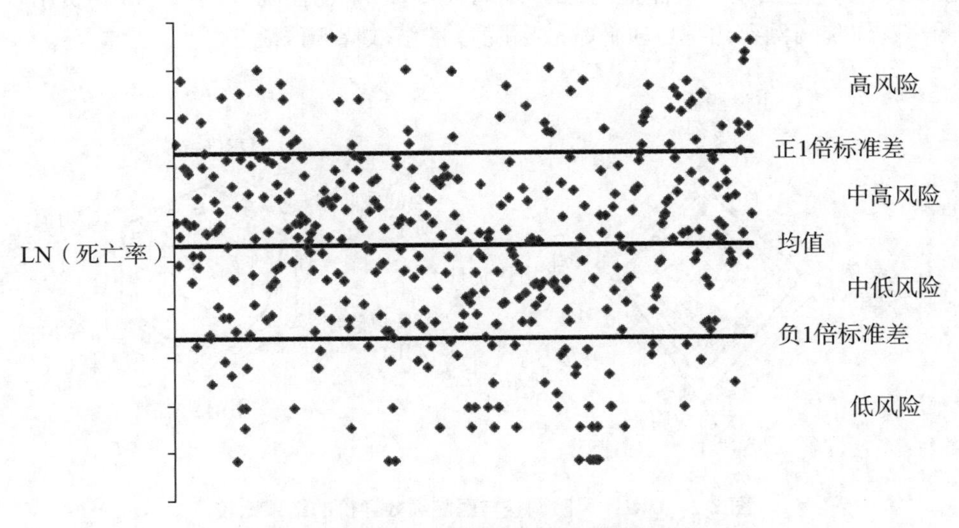

图2-1 各DRGs覆盖病例死亡风险的分布

三、基于 DRGs 进行医疗服务绩效评估的应用举例

从目前掌握的文献来看，北京市是中国大陆首个将 DRGs 应用于医疗服务绩效评价的城市。2008 年以来，北京市先后将基于 DRGs 的医疗服务绩效评价技术应用到综合医疗机构的绩效评价、妇幼卫生机构的绩效评价、临床重点专科的绩效评价上[11]。同时，还将此项评价技术应用到卫生政策的分析工作上（如北京市的卫生支农政策等）[12]，让医疗服务绩效评估结果直接服务于卫生决策。

（一）经 DRGs 风险调整和未做风险调整评估结果的差异

同样利用病案首页，如果不经风险调整，要反映医院收治病例的广度，勉强可以使用病例主要诊断的数量，而收治病例的诊疗难度则很难通过计算机获得基于客观数据的结果。对于医院的效率（诊治疾病时是否使用较少的资源），勉强使用平均住院日和次均费用来衡量。医疗质量勉强使用住院病例的总死亡率来衡量。这样得出的结果，由于没有考虑医院收治病例的类型，往往偏差很大。

图 2-2 是同一城市中 2 个三级综合医院绩效比较的结果。其中，图 2-2a 是未作风险调整而使用“出院病例主要诊断涵盖 ICD 编码数量”“平均住院日”“次均费用”和“住院病例死亡率”等指标得出的评价结果。结果显示，医院 Q 诊疗范围较广（涵盖的 ICD 编码较多）、平均住院日较短、次均费用较低，且住院病例死亡率也较低，故医院 Q 的绩效优于医院 Z。

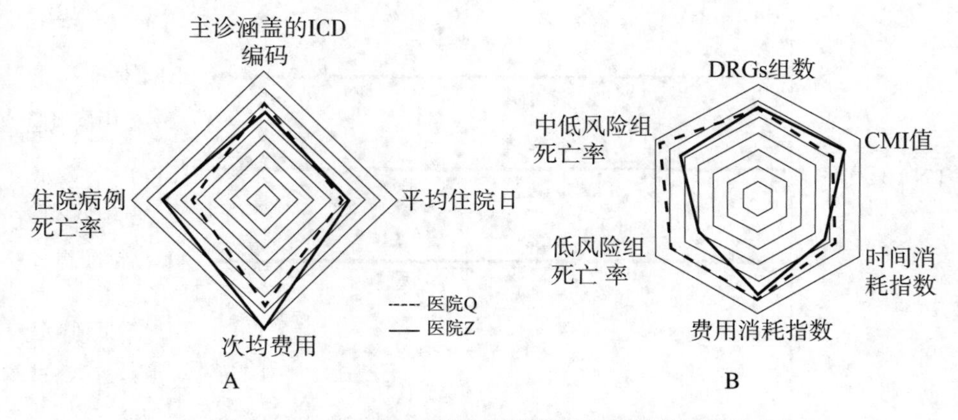

图 2-2　DRGs 风险调整与医院绩效评价的结果比较

（A 是未作风险调整前的结果，B 是用 DRGs 做风险调整后的结果）

而图 2-2B 则是使用 DRGs 做风险调整，利用 DRGs 组数反映诊疗范围、CMI 反映收治病例的技术难度、时间消耗指数和费用消耗指数反映医院公益性、低风险组病例死亡率和中低风险组病例死亡率反映医疗安全和质量。其结果显示，医院 Z 的诊疗范围较广、诊治病例难度较大、同类病例耗费资源较少、医院安全和质量较高，恰恰与图 2-2A 未作风险调整的结果相反。

这两个结果的差异，均因医院 Z 收治病例难度和诊疗风险高于医院 Q 收治的病例。可见，能否有效反映出医院收治病例特征并科学地进行风险调整，直接影响评审的结果和结论。DRGs 在医院评审中的应用，正是为了解决这一问题。

（二）医院住院服务绩效评价

1. 能力指标

图 2-3 展示了应用 DRGs 分析医疗机构住院服务诊疗范围的案例。这个案例以北京市 2008—2010 年开展的远郊区县综合医院（区域医疗中心）的病案首页数据为基础，比较这些机构这 3 年来住院病例覆盖的 DRGs 组数和 CMI 值。可以看出，2010 年与 2008 年相比，11 家区域医疗中心中，大部分机构的出院病例覆盖的 DRGs 数量有所提升，尤其是 A、C 和 D 医院。而这 3 年来，

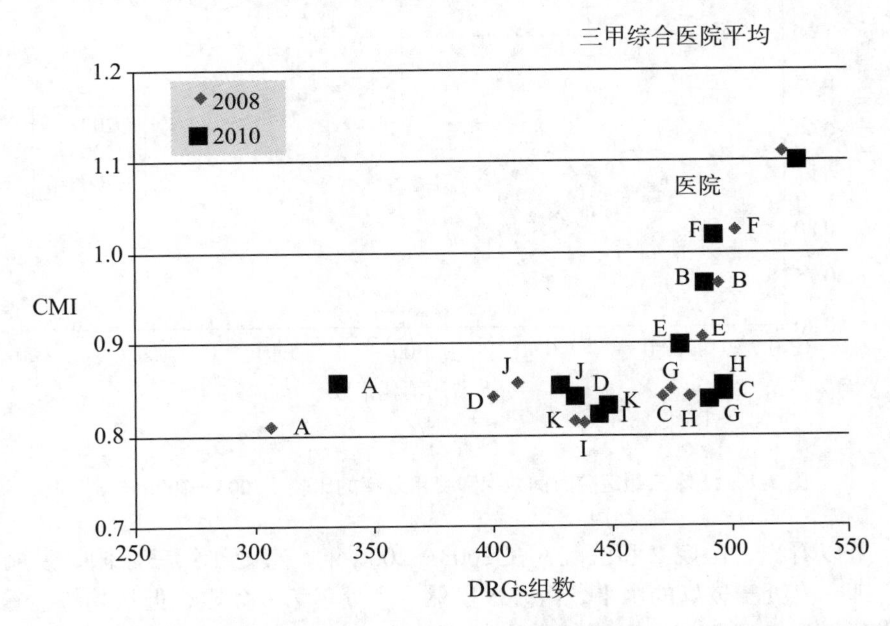

图 2-3 2008 年和 2010 年北京 11 家区域医疗中心出院病例覆盖的 DRGs 组数和 CMI 值变化

这些区域医疗中心 CMI 值的变化除了 A 医院外，其他机构都不明显。B、F 医院与其他医院相比，出院病例覆盖的 DRGs 较多，CMI 值较高，但两个指标的变化都不明显。

2. 效率指标

图 2-4 是利用 DRGs 开展住院服务效率评价的案例。这个案例利用北京地区 11 家三级医院 2003—2005 年病案首页数据，计算了这些机构这 3 年的时间消耗指数和费用消耗指数。图 2-4 用“*X*=1”和“*Y*=1”两条直线把 11 家医院分入 4 个“象限”。按照上述费用消耗指数和时间消耗指数的定义，第一象限的医院属于效率欠佳的医院，因为他们收治同类的疾病，其费用较高，住院时间较长。相反，处于第三象限的医院效率较好，因为他们收治同类的疾病，费用较低，住院时间较短。第二象限和第四象限的医院，效率问题分别出在住院日较长和费用较高。

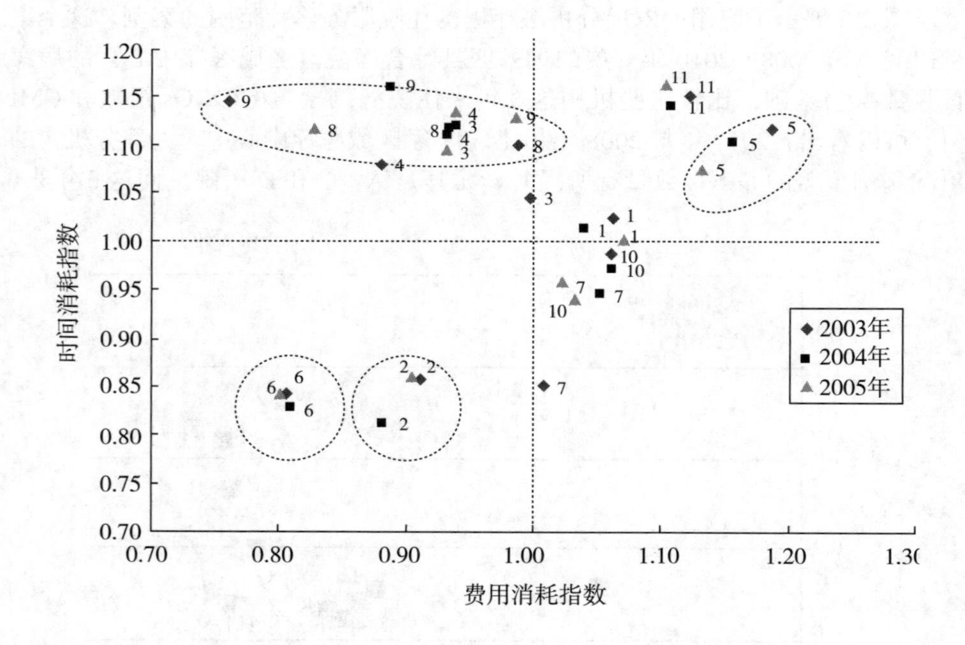

图 2-4　11 家三级医院时间效率和费用效率的比较（2003—2005 年）

可以看出，医院 2 和医院 6 在 2003—2005 年一直处于第三象限，说明效率管理一直处于较好的水平。医院 5 虽然一直处于第一象限，但从趋势上看呈现出往第三象限靠近，说明效率管理处于改善状态。医院 9 在 2003 年时便处于第二象限，说明费用控制尚可，问题在住院日较长。从走势看，这 3 年来医院 9 往第四象限“迈进”，显示出费用效率在恶化。

3. 医疗安全

图 2-5 是利用低风险组死亡率分析住院服务安全性的一个案例。这个案例使用的是 2008—2010 年北京市 11 家郊区县区域医疗中心的病案首页数据，测量了这 11 家区域医疗中心这 3 年中低风险组死亡率的变化，进行了横向和纵向的综合比较。可以看出，2010 年与 2008 年相比，大部分区域医疗中心的低风险病例死亡率都在缩小。Poisson 检验结果表明，C、D、H 和 I 4 家机构的低风险病例死亡率的减少有统计学意义。

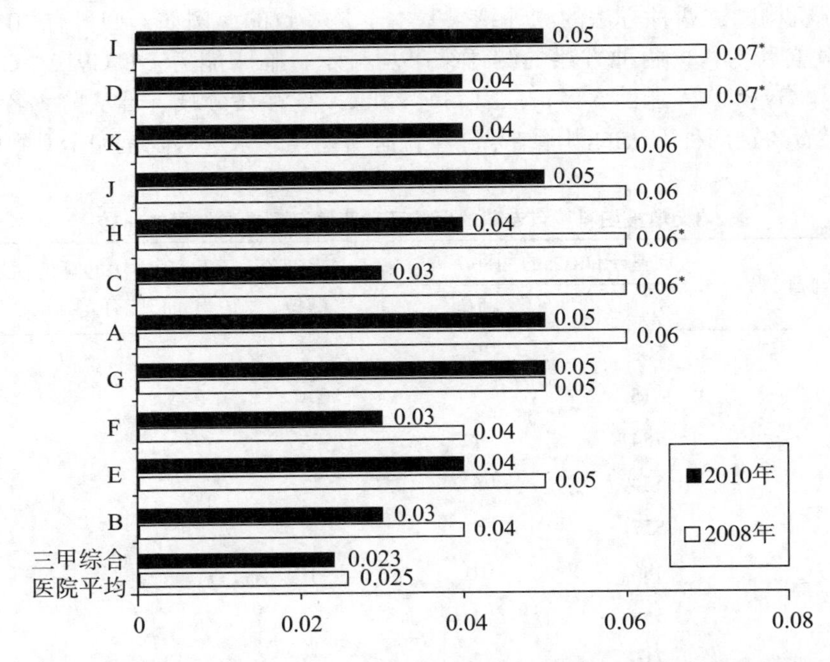

图 2-5　2008 年和 2010 年北京 11 家区域医疗中心出院病例低风险病例死亡率变化

注：* 表示当 a=0.05 时，Poisson 检验结果差异有统计学意义

（三）临床专科住院服务绩效评价

使用上述 DRGs 数量、CMI 值、费用消耗指数、时间消耗指数、低风险组死亡率和中低风险组死亡率，还可以对临床专科的住院服务绩效进行评价。

2009 年，前卫生部在全国开展临床重点专科评审，首批评审专科为消化内科、妇科、产科和骨科，推荐使用的是专家到申报医院进行现场评价的方法，各省先行评审后向国家推荐申报医院中的前 5 名。由于北京有利用 DRGs 对医院住院服务进行绩效评估的经验，于是决定在临床重点专科的评价中尝试引入 DRGs 的评价方法。

首先，借助 BJ-DRGs 提取该临床专科住院病历首页数据。例如，消化内科的病例涉及 BJ-DRGs 中“MDC G 肠道疾病”和“MDC H 肝、胆、胰疾病”两大类的疾病。在提取数据时，按照“消化内科”的定义，去除了外科病例。

为了评判基于 DRGs 测评方法的可靠性，北京市同时还组织专家按照前卫生部推荐的临床重点专科评估方案对申报医院的相应学科进行现场测评。而后，比较了这两种方法的结果。

表 2-3 展示了这两种方法所得出结果的异同。以排名 5 名之前和之后来划分医疗机构，这两种方法的测评结果基本上是一致的。例如，妇科有 10 家机构申报重点专科，两种方法的测评结果均显示，临床能力上，Gy_2、Gy_3、Gy_7 和 Gy_8 均入选前 5 名，只有 Gy_4 和 Gy_5 存在分歧。若从前 6 名比较的结果看，这两种方法的测评结果除顺位有所差异，入选医院是完全一致的。

表2-3　申报妇科重点专科的医院两种不同测评方法结果的比较

申报医院代码	基于DRGs的测评		专家评价	两种方法的顺位在划分
	分值	顺位	顺位	前5位有差异的医院
Gy_1	503	9	8	
Gy_2	615	3	3	
Gy_3	784	1	5	
Gy_4	554	6	2	✓
Gy_5	557	5	6	✓
Gy_6	486	10	10	
Gy_7	558	4	1	
Gy_8	716	2	4	
Gy_9	517	8	9	
Gy_10	531	7	7	

北京市这次通过两种测评方法的比较发现，使用专家现场评价，需要大量的前期准备工作，尤其是组织大批专家到达评估现场，成本高昂（即便有卫生行政部门的行政力量配合，每个医院测评 1 次，也至少需要花费 4 万～ 5 万元）；相比之下，基于 DRGs 的测评，直接使用客观的病案首页数据，绝

大部分工作由计算机完成，省时省力。故此，从“成本 - 收益”的角度，基于 DRGs 的测评方法便显现其优势。组织专家现场评价的方法，不可能持续多次，因而无法用于对医疗机构绩效的日常监测；而基于 DRGs 系统和客观病案首页数据的方法，则可以成为医疗服务日常管理的工具。

（四）综合医院临床学科发展均衡性测评

BJ-DRGs 包含 26 个 MDC，不同的 MDC 反映了不同的医学专业。理论上讲，如果综合医院的医院学科发展均衡性好，收治的病例应该涵盖所有的 MDC，并且诊治这些病例的技术难度达到中等以上水平。考虑到北京市综合医院承担的基本医疗服务职能，一般不包括精神病、传染病、职业病等，故选择 20 个 MDC 进行分析，具体如表 2-4 所示。

表2-4 用以评价综合医院学科发展均衡性的MDC

MDC编码	定义
MDCB	神经系统疾病及功能障碍
MDCC	眼疾病及功能障碍
MDCD	耳、鼻、口、咽疾病及功能障碍
MDCE	呼吸系统疾病及功能障碍
MDCF	循环系统疾病及功能障碍
MDCG	消化系统及功能障碍
MDCH	肝、胆、胰疾病及功能障碍
MDCI	肌肉、骨骼疾病及功能障碍
MDCJ	皮肤、皮下组织、乳腺疾病及功能障碍
MDCK	内分泌、营养、代谢疾病及功能障碍
MDCL	肾、泌尿系统疾病及功能障碍
MDCM	男性生殖系统疾病及功能障碍
MDCN	女性生殖系统疾病及功能障碍
MDCO	妊娠、分娩及产褥期
MDCP	新生儿及其他围生期新生儿疾病
MDCQ	血液、造血器官、免疫疾病及功能障碍
MDCS	感染及寄生虫病（全身性或不明确部位的）
MDCV	创伤、中毒及药物毒性反应
MDCZ	多发严重创伤

测评各个临床专业的方法可以参考以下步骤：

第一步，假定 M 家综合医院中的第 m 家医院第 k 个 MDC 的病例数以 n_{mk} 表示，这家医院总的病例数以 N_m 表示，那么这家医院第 k 个 MDC 病例的构成比为 $q_{mk}=\dfrac{n_{mk}}{N_m}$。

第二步，汇总所有的综合医院的病例，第 k 个 MDC 的病例数为 $N_k=\sum_m n_{mk}$。

第三步，M 家综合医院总的病例数为 $N=\sum_{m,k} n_{mk}$，第 k 个 MDC 病例的构成比为 $q_k=\dfrac{N_k}{N}$。评价以 $Q_{MK}=\dfrac{q_{mk}}{q_k}$ 反映第 m 家综合医院第 k 个 MDC 收治病例的数量特征。

第四步，对每家综合医院每一个 MDC 分别计算 CMI 值。第 m 家医院第 k 个 MDC 的 CMI 值以 CMI_{mk} 表示。

第五步，第 m 家医院在第 k 个 MDC 的服务能力以“能力指数（C）”表示：$C_{mk}=Q_{MK}\times CMI_{mk}$。如果第 m 家医院的 C_{mk} 值为 0 或者较低，说明该医院没有收治该类病例或者对该类病例的服务能力较低。

表 2-5 展示了 2012 年北京地区 19 家三级综合医院学科均衡性分析的结果。如果该医院在 2012 年没有收治某一专业（按照 MDC 分类）的病例，定义为所谓“专业缺失”。如果某医院各 MDC 中专业缺失或能力指数排名在后 3 位的专业较多，则认为该临床学科发展均衡性不佳。

参评的 19 家三级医院中，有 5 家医院 2012 年没有 1 例“新生儿”出院病例，该专业出现“缺失”，另外 13 家没有专业缺失的情况。能力指数值在后 3 位的专业数最多的是 GH_19（13 个），其次为 GH_18 和 GH_17（分别为 11 个和 10 个）。GH_1、GH_2、GH_3、GH_4 和 GH_5，既无缺失专业也无低分专业，临床学科发展均衡性较好。

四、应用 DRGs 评估医疗服务绩效的展望

利用 DRGs 进行医疗服务绩效评估，既能将多个医疗服务提供者关联起来进行比较，也能通过 DRGs 权重反映不同类型病例的特征，有针对性地应对医疗服务评估过程的困难，大大提升了评价结果的可靠性。另外，基于 DRGs 的医疗服务绩效评估，是利用常规病案数据，而非临时的专项调查，一方面可以节约评估成本，便于开展常规监测；另一方面，也将降低受评者的策略性行为（如修饰数据）对评估结果带来的影响 [11]。

DRGs 系统既考虑临床过程又考虑资源消耗的二维设计，符合医疗服务管

表 2-5 2012 年 19 家三级综合医院缺失专业和低分专业数量

临床专业 / 医院代码	神经	眼	耳、鼻、口、咽	呼吸	循环	消化	肝、胆、胰	肌肉、骨骼	皮肤	内分泌	肾	男性生殖	女性生殖	妊娠	新生儿	血液	感染	创伤	多发创伤	缺失专业数	后3位专业数
GH_1																				0	0
GH_2																				0	0
GH_3																				0	0
GH_4																				0	0
GH_5																				0	0
GH_6																				0	0
GH_7																				0	0
GH_8																				0	0
GH_9																				1	1
GH_10																				1	2
GH_11																				0	2
GH_12																				1	2
GH_13																				0	2
GH_14																				0	3
GH_15																				1	4
GH_16																				0	4
GH_17																				0	11
GH_18																				1	11
GH_19																				0	14

理的基本理念，这为 DRGs 的应用创造了广阔的空间。从医疗服务绩效管理本身的需求来看，也是既需要考虑临床过程的规范性（安全和质量层面），又考虑资源利用的有效性（能力和效率层面）。从应用 DRGs 进行绩效评价的效果来看，其评价结果与同行评价结果比较相符，其成本较其他的评价方法明显低廉。正是由于有这样的优势，北京市近年来一直使用此种办法，目前已经从原来对综合医院的评价拓展至对专科医院、专科的评价。国家卫生和计划生育委员会也向全国推荐了这样的方法。

可以肯定，随着我国各个地区医疗信息质量的不断提升，有条件应用 DRGs 等病例组合工具进行管理的地区将越来越多。而且，随着信息质量的持续改善，应用这些工具进行风险调整的效果也会越好。当然，随着 DRGs 在管理实践中的多方应用，DRGs 系统本身也将不断完善；随着 DRGs 系统的完善，基于 DRGs 的医疗服务绩效评价结果也将更加可靠。这将会是一个可喜的良性循环。

目前，我国在医疗服务管理中应用 DRGs 尚属起始阶段，今后仍然需要继续在病种质量比对和持续改进等方面努力开发其功能。在医疗服务绩效评价方面，可以考虑将基于 DRGs 的评价方法与其他方法相结合，使其相得益彰，让评价结果更加全面和丰富。

（简伟研）

参考文献

[1] Iezzoni L. Risk adjustment for measuring health care outcomes. 3rd ed. Chicago：Health Administration Press，2003.

[2] Francis HRF. Case mix use in 25 countries：a migration success but international comparisons failure. International Journal of Medical Informatics，2003，70：215-219.

[3] 郭岩．卫生事业管理．2 版．北京：北京大学医学出版社，2011.

[4] Bala MV，Zarkin GA. Application of cost-effectiveness analysis to multiple products：a practical guide.Am J Manag Care，2002，8（3）：211-218.

[5] Kattcy E.Two decades of case mix. Department of Health and Ageing.［2011-09-14］. http：//www.health.gov.au/internet/main/publishing. nsf/Content/.../Kathy%20Eagar.pp.

[6] 简伟研，胡牧，张修梅．诊断相关组（DRGs）的发展和应用．中华医院管理杂志，2011，27（11）：817-820.

作者单位：北京大学医学部公共卫生学院卫生政策与管理系，100191

E-mail：jianweiyan@bjmu.edu.cn

[7] Jian WY，Lu M，Cui T，et.al.Evaluating performance of local case-mix system by international comparison：a case study in Beijing，China.International Journal of Health Planning and Management，2011，26（4）：471-481.
[8] Jian WY，Chan KY，Tang SN，et al.A case study of the counterpart technical support policy to improve rural health services in Beijing. BMC Health Services Research 2012，12.［2012］. http：//www.biomedcentral.com/content/pdf/1472-6963-12-482.pdf.
[9] 简伟研，汤淑女，胡牧．北京地区公立医院规模和住院服务产出关系的实证分析．北京大学学报（医学版），2011，43（3）：102-105.
[10] Lichtig LK. Hospital Information system for Case Mix Management. New York：John Wiley & Sons Press，1986.
[11] 北京市卫生局．北京市开展 DRGs 研究与应用情况介绍．［2013-01-04］. http：//www.bjhb.gov.cn/zwfwq/ztlm/drg/ppt/201110/P020111008402956457136.ppt.
[12] 北京市卫生局．北京市 DRGs 研究与应用情况．［2013-01-04］. http：//www.bjhb.gov.cn/zwfwq/ztlm/drg/ppt/201110/P020111101339573164114.pdf.
[13] 邓小虹，张大发，吕飞宇，等．北京 DRGs-PPS 的组织实施．中华医院管理杂志，2011，27（11）：809-812.
[14] 北京市卫生局．以诊断相关分组（DRGs）为基础的医院绩效评价的数据采集与质量控制．［2013-01-04］. http：//www.bjhb.gov.cn/zwfwq/ztlm/drg/ppt/201110/P020111028642867050106. pdf.

第三章　DRGs 在医疗保险管理中的应用

医疗保障关系到国际民生大事，在各个国家都作为政府重大议案加以管理，也是最复杂的社会保障任务。医疗保险基金管理相关技术涉及基金预算管理、筹资（保费）分担，对医疗机构支付方式，需方分担，再保险等。在医疗保险管理领域引进 DRGs-PPS 是支付方式改革精细化管理的重要标志。本章将就支付方式相关知识进行介绍，并将北京市医疗保险以及新型农村合作医疗总额预算及支付中使用 DRGs 试点情况做初步总结。

一、医疗保险支付方式

概念：医疗保险费用支付主要是指医疗保险机构和被保险人在获得医疗服务后，向医疗服务提供方支付医疗费用的行为，而医疗保险费用支付的途径和方法则被称为医疗保险费用支付方式（payment system）。

医疗保险费用支付是医疗保险的重要内容，是医疗保险运行体系中的重要环节，也是医疗保险最重要和最基本的职能之一，关系到医疗保险各方利益，是能否真正发挥医疗保险功能的关键环节。

医疗保险费用支付方式划分种类繁多，下面介绍 3 种主要的支付方式。

1. 按服务项目支付（fee for service）

指对医疗服务过程中所涉及的每一服务项目制定价格，按医疗机构提供服务的项目和数量支付医疗服务费用的形式。这是我国一直沿用的、也是运用最广泛的一种医疗费用结算方式，属于“后付制”范畴。政府部门规定的服务项目价格是确定付费的最原始的依据，也是进行项目成本核算、收费标准制定及调整的根据。

2. 基于诊断相关组的预付费制度（diagnosis related groups-prospective payment system，DRGs-PPS）

也称为按诊断相关分组 - 预付款制度，是根据国际疾病分类方法，将住院患者按照诊断分在不同的 DRGs 组，对每个组分别定价，医疗保险机构（或患者）在诊疗全过程中一次性向医院支付该组制定价格的费用。诊断相关组的原理是使非常复杂和随机的医疗支付过程标准化，把患者的诊疗过程作为一个整体，医院的收入与每个病例的诊断及治疗有关，它综合反映了病例的严重程度、医疗服务强度、资源消耗程度及预后。DRGs-PPS 是一种相对合理的医疗费用管理方法和相对客观的医疗质量评价方法。目前，美国、澳大利亚、德国等国家，都将这一方式作为短期危、急、重症住院医疗费用支付的主要方式 [1-3]。

3. 总额预付（global budget）

是由政府部门或保险机构考虑医疗服务机构的服务情况，按某种标准，如服务的人群数及医院的服务量（包括门诊人次、住院人次与平均费用等），确定某一医疗机构一定时期（一般为 1 年）的预算总额。医院的预算总额一旦确定就不可更改。

为了不同的目的，上述 3 种支付方式存在于世界不同国家的医疗保险体制中。但是，能否成功实现目的还取决于支付方式产生的政治、经济、文化环境等其他因素。任何一种支付方式都有利有弊，在实际应用中也各有千秋。不同支付方式的比较，如表 3-1 所示。

表3-1　不同支付方式的比较

项目	计费单元	作用	监管目标	优点	缺点	实施难点
按服务项目支付	服务项目	防风险	费用监管	适合制定医疗技术科室预算，满足患者要求；促进技术发展	医疗总成本难控制	核心项目价格调整困难
按诊断相关组定额预付	1次住院	防医疗资源滥用	规范诊疗流程	适合制定年度预算，优化临床服务过程，降低治疗成本，可以评估临床治疗结果	抑制某些技术发展	技术标准要求较高，基础工作投入大
总额预付	总服务量	防过度医疗	调整组织结构	适合长期计划，提倡预防为主，提高卫生资源的使用效率，可以评估卫生服务整体工作	某些严重病例得不到及时治疗，预算额度的合理确定有难度	对服务提供部门管理者能力要求高

一个好的支付方式可以改变供需双方行为，既能把医疗费用的增长控制在合理的范围内，又能激励卫生服务机构提高服务效率，减少诱导需求，满足需方对卫生服务的需要，减少道德风险，促使医疗保险与医疗服务健康协调地发展。因此，医疗保险支付方式的选择成为医药卫生体制改革的核心内容之一。

二、疾病诊断相关组与预定额支付制度的基本概念

概念：DRGs-PPS 是一种按诊断、手术操作及病情进行的病例分类，依据社会经济发展水平制订预算和支付的管理系统。

DRGs 的目的是提高临床服务的可比性，适用于危、急、重症短期住院病例管理，信息来源于病历首页，采用国际疾病分类（ICD-10）和国际手术操作分类（ICD-9-CM-3）标准，根据病情和资源消耗对病例进行组合，通常分成 600 ～ 1000 组。

PPS 是依据社会经济水平（人均国内生产值）、医疗保险缴费水平确定社会医疗服务预算总额，根据各病例组社会平均成本计算权重，并通过调整资源的结构来调整权重达到提高资源使用的效率，同时评价服务的结果，以促进质量提高。

DRGs-PPS 的宗旨是将资源使用和选择权还给服务的主体，即广大的医务人员，使之有更多的创新机会，降低资源消耗，增加产出；但同时也提出了挑战，即：如何保证质量，需要医生贯彻以预防为主、治病救人的医疗服务宗旨，在医疗服务中早诊断、早治疗，提高治愈率，让患者得到最大的效用，创建自己的品牌。

三、DRGs 在北京市基本医疗保险定额支付试点中的应用

2011 年 7 月，北京市人力资源和社会保障局、市卫生局、市财政局、市发展与改革委员会 4 部门联合发布了《关于开展按病种分组（DRGs）付费试点工作的通知》（京人社医发［2011］207 号），北京大学第三医院、人民医院、朝阳医院、天坛医院、宣武医院、友谊医院 6 家定点医疗机构成为 DRGs 付费的首批试点医院，北京成为国内首个使用 DRGs 付费试点的城市。推行总额预付后，DRGs 付费办法不变，试点医院按 DRGs 结算金额纳入总额费用管理。

（一）测算方案设计

1. 测算目的和内容

测算的目的是为了北京市医疗保险基金实施病例组合定额付费试点准备。

测算重点围绕着医疗保险基金管理机构按病例组合定额支付的范围（试点医院、实验组）、相对比值（权重）和费用标准（费率）。

需要强调的是，考虑到病例组合本身的特点，测算关注的重点是“急性住院诊治服务”的情况。为此，测算采用的病例是北京市医疗保险在各定点医院住院时间小于等于60天的住院病例。

2. 数据及来源

测算所用数据来源于北京市城镇职工医疗保险、城镇居民医疗保险2010年1月1日0点0分—2011年1月1日0点0分在北京市城镇居民和职工医疗保险定点医疗机构出院的患者住院医疗数据。数据包括“出院患者调查表”“结算清单”“明细单”。

3. 测算方法

（1）基本测算工具：采用BJ-DRGs作为基本工具。

（2）测算维度和指标：北京市医疗保险DRGs各组相对权重、三级医疗机构的费率。

4. 指标计算方法

（1）变异系数：变异系数又称“标准差率”，是衡量资料中各观测值变异程度的一个统计量。变异系数越小说明组内变化越小，结果越稳定。

公式：$CV = S/\overline{X}$

CV表示变异系数，S表示目标变量（医疗费用和住院日）的标准差，$\overline{X}$表示病例的算术均数。

（2）相对权重：权重（weight）是一个相对的概念，是针对某一指标而言。在北京病例组合系统中，各病例组的权重是每一病例组的平均费用与全部病例的例均费用之比，反映了该病例组相对病情严重或治疗复杂程度。

公式：

$$\text{某DRG的权重} = \frac{\text{该DRG组内病例的例均费用}}{\text{全体病例的例均费用}}$$

（3）费率：费率是每一单位（权重）支付的费用标准，是医疗保险基金管理部门计算支付各病组费用的基准值。不同级别医疗机构的费率可以不同。本次计算费率的费用包括基金支付和个人负担部分，除掉全自费的项目费用。

公式：

$$\text{DRG 费率（Rate）}=\frac{\text{本地区本年度住院医疗费用预算总额}}{\sum_{i=1}^{n}(\text{DRG}_i\text{ 组的权重} \times \text{上一年该 DRG}_i\text{ 的病例数})}$$

（4）各组费用标准：各组费用标准是各 DRGs 组的权重乘以费率得到，同一病例组权重相同，其费用标准相同，是医疗保险基金管理部门和患者向医疗机构支付各组费用合计。

公式：某 DRGs 预算医疗费用 =DRGs 费率 × 该 DRGs 的权重

5. 测算结果

分组结果：首页费用与结算清单费用基本对应的总病例为 586 732 份，天数小于等于 60 天，并能够通过 DRGs 分组的病例 456 130 份，分入总组数 574 组；符合条件的三级医院病例为 291 889 份。

试点组选择：组内病例数大于等于 300 份，组内变异小于等于 0.85。除去产科、精神、感染、肿瘤放疗和化疗等病组，试点组为 108 组，试点组病例 191 781 份，占分入 DRGs 费用的 36%，涉及疾病诊断 2003 个；手术操作项目 1837 个。

医疗保险及患者支付给三级医院每一权重的费率为 14 315.59 元。病种分组及定额支付标准见表 3-2。

表3-2　病种分组及定额支付标准

序号	DRGs代码	DRGs名称	权重	定额支付标准（元）	平均住院日（天）
1	BB21	其他开颅术，伴重要合并症及伴随病	3.8380	54 943	21.18
2	BB25	其他开颅术，不伴合并症及伴随病	2.7614	39 531	17.28
3	BE19	颈动脉及颅内血管内手术	4.5004	64 426	17.59
4	BJ15	神经系其他手术，不伴合并症与伴随病	0.6743	9 653	10.50
5	BR21	脑缺血性疾病，伴重要合并症与伴随病	0.9507	13 610	16.57

续表

序号	DRGs代码	DRGs名称	权重	定额支付标准（元）	平均住院日（天）
6	BR23	脑缺血性疾病，伴一般合并症与伴随病	0.9139	13 083	17.19
7	BR25	脑缺血性疾病，不伴合并症与伴随病	0.8595	12 304	15.29
8	BV39	头痛	0.5174	7 407	11.63
9	BX11	大脑功能失调，伴重要合并症与伴随病	1.0065	14 409	25.44
10	BX15	大脑功能失调，不伴合并症与伴随病	0.9395	13 449	24.17
11	BX23	周围神经疾患，伴合并症与伴随病	0.7297	10 446	15.40
12	BX25	周围神经疾患，不伴合并症与伴随病	0.5941	8 505	13.85
13	CB19	视网膜手术	0.6210	8 890	9.58
14	CB39	晶体手术	0.5000	7 158	6.71
15	CC19	视网膜、虹膜及晶状体以外的内眼手术	0.2805	4 016	11.56
16	CD19	眼眶外的外眼手术>17岁	0.2241	3 208	7.99
17	CR19	眼的神经及血管疾患	0.5761	8 247	16.92
18	CT13	其他眼疾患，伴合并症与伴随病	0.4946	7 080	13.55
19	DC19	中耳/内耳手术	0.9133	13 074	12.46
20	DD19	鼻成形术	0.7841	11 225	10.02
21	DD29	鼻腔、鼻窦手术	0.7153	10 240	10.16
22	DE19	喉、气管手术	0.4734	6 777	8.08
23	DE26	扁桃体和/或腺体样的切除术0～17岁	0.5402	7 733	7.18
24	DE29	扁桃体和/或腺体样的切除术＞17岁	0.3895	5 576	8.21
25	DF19	腮腺、唾液腺手术	0.4996	7 152	10.24
26	DF25	口腔手术，不伴合并症与伴随病	0.4248	6 081	8.93
27	DR29	平衡失调及听觉障碍	0.5537	7 927	12.67
28	EB15	胸部大手术，不伴合并症与伴随病	2.4690	35 345	16.46
29	ER11	呼吸系肿瘤，伴重要合并症与伴随病	1.6786	24 030	18.99
30	ER13	呼吸系肿瘤，伴合并症与伴随病	1.3364	19 131	17.69
31	ES13	呼吸系感染/炎症，伴合并症与伴随病	0.9692	13 875	14.91
32	ET15	慢性气道阻塞病，不伴合并症与伴随病	0.9652	13 817	14.33

续表

序号	DRGs代码	DRGs名称	权重	定额支付标准（元）	平均住院日（天）
33	EW23	肺间质性疾病，伴合并症与伴随病	1.0106	14 467	14.81
34	EW25	肺间质性疾病，不伴合并症与伴随病	0.9531	13 644	14.54
35	EX13	支气管炎及哮喘，伴合并症与伴随病	0.6087	8 714	11.34
36	EX23	百日咳及急性支气管炎，伴合并症与伴随病	0.9774	13 992	14.51
37	FC29	冠状动脉搭桥，不伴经皮冠状动脉成形术（PTAC），伴心导管操作	6.6247	94 836	24.42
38	FC35	冠状动脉搭桥，不伴合并症与伴随病	6.2060	88 843	21.34
39	FL29	循环系统疾患，不伴急性心肌梗死（AMI），伴侵入心脏检查操作，伴复合性诊断检查/操作	3.2229	46 138	9.33
40	FM11	经皮心血管操作及冠状动脉药物洗脱支架置入，伴重要合并症与伴随病	4.3755	62 638	10.75
41	FM15	经皮心血管操作及冠状动脉药物洗脱支架置入，不伴合并症与伴随病	3.7723	54 003	8.74
42	FN29	心脏起搏器装置再植	3.8710	55 416	11.62
43	FR25	心力衰竭、休克，不伴合并症与伴随病	0.8708	12 466	13.99
44	FS11	不稳定心绞痛，伴重要合并症与伴随病	0.8766	12 549	13.29
45	FT23	高血压，伴合并症与伴随病	0.6172	8 836	13.07
46	FU31	非重要心律失常及传导疾患，伴有重要合并症与伴随病	0.7055	10 100	12.27
47	FV19	先天性心脏病	0.6221	8 906	8.12
48	FX13	其他循环系统诊断，伴合并症与伴随病	0.8010	11 467	13.25
49	GB15	食管、胃、十二指肠大手术，不伴合并症与伴随病	3.9826	57 013	23.66
50	GB23	小肠、大肠、直肠的大手术，伴有合并症与伴随病	3.6304	51 971	24.60
51	GB25	小肠、大肠、直肠的大手术，不伴合并症与伴随病	2.9166	41 753	21.15
52	GC25	消化道造口及肛门手术，伴有合并症与伴随病	0.4696	6 723	13.84
53	GD25	阑尾切除术，不伴合并症与伴随病	0.3353	4 800	6.18

续表

序号	DRGs代码	DRGs名称	权重	定额支付标准（元）	平均住院日（天）
54	GE13	腹股沟及腹疝手术，伴有合并症与伴随病	0.4670	6 685	7.79
55	GE15	腹股沟及腹疝手术，不伴合并症与伴随病	0.3239	4 637	5.37
56	GT29	无合并症的消化道溃疡	0.6225	8 911	12.50
57	GV11	食管炎、胃肠炎，伴有重要合并症与伴随病	0.6030	8 632	12.86
58	GV15	食管炎、胃肠炎，不伴合并症与伴随病	0.4583	6 561	10.32
59	GV29	消化系统的特殊疾病	0.6470	9 262	13.23
60	HD23	腹腔镜下肝、胆、胰其他手术，伴有合并症与伴随病	1.0227	14 641	10.58
61	HD25	腹腔镜下肝、胆、胰其他手术，不伴合并症与伴随病	0.6565	9 398	7.34
62	HK29	肝、胆、胰系统的诊断性操作	2.1858	31 291	18.64
63	HL11	肝、胆、胰系统的治疗性操作（ERCP），伴重要合并症与伴随病	2.4895	35 639	18.44
64	HR15	重症病毒性肝炎、肝功能衰竭，不伴合并症与伴随病	0.9057	12 966	19.41
65	HR21	肝、胆、胰系统恶性肿瘤，伴重要合并症与伴随病	1.5094	21 608	17.48
66	HT21	肝硬化及酒精性肝炎，伴有重要合并症与伴随病	1.1646	16 672	17.72
67	HU11	其他肝疾患，伴重要合并症与伴随病	0.9002	12 887	17.75
68	IB25	颈椎外的脊椎融合术，不伴合并症与伴随病	4.9087	70 271	15.95
69	IB35	颈椎融合术，不伴合并症与伴随病	3.5615	50 985	11.74
70	IB45	脊椎融合术外的背、颈部及脊柱手术，不伴合并症与伴随病	3.4754	49 752	17.15
71	IC19	下肢双侧或多处大关节手术	3.9775	56 940	19.60
72	IC39	非复合诊断的髋关节置换或假体翻修手术	4.1605	59 560	19.93
73	IE15	膝关节手术，不伴合并症与伴随病	1.1711	16 765	10.62

续表

序号	DRGs代码	DRGs名称	权重	定额支付标准（元）	平均住院日（天）
74	IE29	足部手术	1.0228	14 642	11.99
75	IE35	其他下肢手术，不伴合并症与伴随病	2.0429	29 245	16.21
76	IG19	拇指或手及腕关节成型、功能重建术	0.7643	10 941	8.76
77	IH55	软组织手术，不伴合并症与伴随病	0.5660	8 103	11.56
78	IJ15	骨骼、肌肉系统其他手术，不伴合并症与伴随病	1.3068	18 708	11.71
79	IT25	慢性炎症性肌肉、骨骼、结缔组织疾患，不伴合并症与伴随病	0.7505	10 744	16.01
80	IU23	非外科性脊椎疾患，伴有合并症与伴随病	0.7566	10 831	20.38
81	IU25	非外科性脊椎疾患，不伴合并症与伴随病	0.6220	8 904	17.97
82	IU31	骨病及特指关节病，伴重要合并症与伴随病	0.6549	9 375	16.35
83	IU35	骨病及特指关节病，不伴合并症与伴随病	0.6275	8 983	15.61
84	IV15	特指的肌肉肌腱疾患，不伴合并症与伴随病	0.4431	6 343	11.54
85	JA15	乳房恶性肿瘤全切除术，不伴合并症与伴随病	1.3019	18 637	19.85
86	JJ15	皮肤、皮下组织、乳房的其他手术，不伴合并症与伴随病	0.5965	8 539	13.00
87	JR11	乳房恶性疾患，伴重要合并症与伴随病	1.3035	18 660	17.42
88	JU19	皮肤、皮下组织的非恶性增生性病变	0.3010	4 309	7.98
89	JU29	乳房良性病变	0.2432	3 482	6.66
90	KD19	甲状腺大手术	0.4600	6 585	8.17
91	LA19	肾、输尿管、膀胱及前列腺恶性肿瘤的大手术	2.3816	34 094	24.21
92	LB13	非恶性肿瘤的肾、输尿管、膀胱手术，伴合并症与伴随病	1.3975	20 006	17.66
93	LB15	非恶性肿瘤的肾、输尿管、膀胱手术，不伴合并症与伴随病	1.3064	18 702	15.70

续表

序号	DRGs代码	DRGs名称	权重	定额支付标准（元）	平均住院日（天）
94	LC15	除肾移植外的肾、泌尿道手术，不伴合并症与伴随病	0.8627	12 350	12.19
95	LE13	经尿道膀胱、输尿管手术，伴合并症与伴随病	1.0995	15 740	15.51
96	LE15	经尿道膀胱、输尿管手术，不伴合并症与伴随病	0.7929	11 351	11.16
97	LJ19	其他肾及泌尿道手术	1.2319	17 635	19.17
98	LK29	泌尿道结石体外冲击波碎石	0.4275	6 120	11.45
99	LT11	高血压/糖尿病肾病，伴有重要合并症与伴随病	0.8198	11 736	16.75
100	LT39	尿路结石、阻塞及尿道狭窄	0.4375	6 263	10.05
101	MJ15	其他男性生殖系统手术，不伴合并症与伴随病	0.3334	4 773	7.45
102	NA19	女性生殖器官恶性肿瘤的手术	1.4540	20 815	17.69
103	NB19	女性生殖系统重建手术	0.7818	11 192	12.24
104	NB23	腹腔镜下子宫及附件手术，伴有合并症与伴随病	0.6625	9 484	10.46
105	NB25	腹腔镜下子宫及附件手术，不伴合并症与伴随病	0.5374	7 693	8.02
106	NB33	原位癌和非恶性病损的子宫及附件切除术，伴有合并症与伴随病	0.5904	8 452	10.96
107	NB35	原位癌和非恶性病损的子宫及附件切除术，不伴合并症与伴随病	0.4196	6 007	8.25
108	NS19	女性生殖系感染	0.3650	5 225	10.92

（二）试点结果评价

1. 入组结果

108 组病例占医保全部病例的 36%。由于 2012 年调整手术和操作填报规范，FL29 组“循环系统疾患不伴心肌梗死，伴侵入心脏检查操作，伴复合性诊断检查/操作”，没有病例分入，实际为107组。医疗费用占总费用的46%，试点医院对分组原则能够接受。2012—2013年试点医院108组入组病例均占医疗保险住院病例的39%，按DRGs-PPS结算费用占医疗保险住院病例结算费用的49%。

2. 按病组定额付费试点初见成效

选取CMI、每一权重费用（项目费用、结算费用、个人支付费用、医疗保险支付费用），平均住院日以及2周再住院率等指标，对6家试点医院和8家对照医院医疗保险出院患者试点组病例进行比较（表3-3）。对照医院选择为医疗保险定点三级综合医疗机构（积水潭医院、同仁医院、协和医院、北京大学第一医院、中日医院、世纪坛医院、首钢医院、安贞医院），且108组病例有可比性。

表3-3 北京市DRGs-PPS试点主要指标比较（试点与对照医院）

	2012		2013	
	试点医院（6家）	对照医院（8家）	试点医院（6家）	对照医院（8家）
例数	59 268	53 359	58 823	67 068
CMI	1.3328	1.3940	1.3694	1.3052
单位权重结算费用（元）	16 836.99	16 651.96	17 294.04	16 831.71
单位权重项目费用（元）	15 035.05	16 651.96	15 151.61	16 831.71
单位权重个人支付（元）	4 318.30	5 109.58	4 429.48	5 329.11
单位权重医保支付（元）	12 518.69	11 542.38	12 864.56	11 502.60
药品耗材占比（%）	71	74	70	74
平均住院日（天）	6.97	7.44	6.30	6.66
两周再住院率（%）	4.26	3.58	4.12	5.06

结果显示如下：

（1）收治病例数：2012—2013年两年108组入组病例试点医院分别为59 268例和58 823例，对照医院分别为53 359例和67 068例。试点医院稍有减少，对照医院增加较为明显。对照医院病例数增长较快是由于其中一家医院新开设了1个分部所致。

（2）CMI：2012年试点医院1.3328，对照医院1.3940，试点比对照低4.39%。2013年试点医院1.3694，对照医院1.3052，试点医院比对照高4.9%。试点医院救治的患者疑难程度有所提高。

（3）每一权重结算费用：2012年试点医院16 836.99元，对照医院16 651.96元，试点医院比对照医院高1.11%。2013年试点医院17 294.04元，对照医院16 831.71元，试点医院比对照医院高2.75%。试点医院单位费用有所提高。

（4）每一权重项目费用统计：2012年试点医院15 035.05元，对照医院16 651.96元，试点医院比对照医院低9.71%。2013年试点医院15 151.61元，对照医院16 831.71元，试点医院比对照医院低9.98%。试点医院资源消耗情况相对较少。

（5）每一权重个人支付费用：2012年试点医院4318.30元，对照医院5109.58元，试点医院比对照医院低15.49%。2013年试点医院4429.48元，对照医院5 329.11元，试点医院比对照低16.88%。患者个人负担有所减轻。

（6）每一权重医疗保险支付费用：2012年试点医院12 518.69元，对照医院11 542.38元，试点医院比对照医院高8.46%。2013年试点医院12 864.56元，对照医院11 502.60元，试点医院比对照医院高11.84%。保险支付费用有所增加。

（7）药品耗材占比：2012年试点医院71%，对照医院74%，试点医院比对照医院少3个百分点。2013年试点医院70%，对照医院74%，试点医院比对照医院少4个百分点。试点医院2013年比2012年稍有下降，说明成本有所控制。

（8）平均住院日：2012年试点医院6.97天，对照医院7.44天，试点医院比对照医院短0.47天。2013年试点医院6.30天，对照医院6.66天，试点医院比对照医院短0.36天。试点医院服务效率进一步提高。

（9）2周再住院率：2012年试点医院4.26%，对照医院3.58%，试点医院比对照医院多0.68个百分点。2013年试点医院4.12%，对照医院5.06%，试点医院比对照医院少0.94个百分点。试点医院服务质量有所改善。

（10）试点医院每权重结算费用：2012年每权重结算费用为16 836.99元，按项目计算单位费用为15 035.05元，两者之差为1801.94元，单位结算费用比单位项目费用多11.98%。2013年单位结算费用为17 294.04元，按单位项目计算费用为15 151.61元，两者之差为2142.43元，单位结算费用比单位项目费用多14.1%。2013年较2012年多2.88个百分点。试点医院收益增高，是由于平均住院日相对较短导致成本减少，以及医疗保险基金支出相对增加所致。

总之，试点过程中服务流程及业务流程通畅，试点医院救治的患者疑难度有所增加，资源消耗情况相对较少，患者个人负担有所减轻，服务效率进一步提高，绩效管理水平有所提高；但单位费率有所提高，保险支付费用增长可控。

3. 试点显示的问题

（1）结算额超过标准：2012 年试点预算单位结算费用是依据 2010 年三级医院单位费用即 15 473 元，而实际支付为 16 836 元，实际比预算高 9%。108 组中 25 组项目费用大于等于结算费用，82 组项目费用小于结算费用，近 80% 的病组有盈余。图 3-1 显示自费率与结余率成正比例关系，自费越多结余越多，其原因是本次试点病组权重计算采用全部费用，而费率则使用医保内费用，并将高值耗材列在保外。由于高值耗材需个人先负担 30%，这部分不计入费率，这就造成高值耗材病组与其他病组权重与费率形成了剪刀差，高值耗材病组权重赋值较高，非高值耗材病组权重赋值相对低，医院病组的高值耗材费用越高盈余越高；反之，高值耗材较少的病组没有盈利，甚至亏损（图 3-1）。

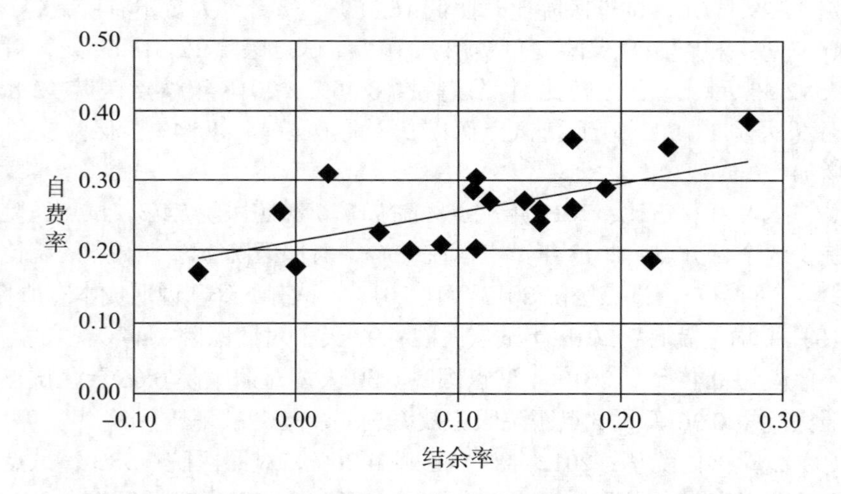

图 3-1　2012 年试点病组结算额前 20 个病组的结余率与自费率

（2）结算中存在选择病例倾向：根据试点医院 108 组 DRGs 病例不同月份按病组支付和未按病组结算超限率比较显示，非定额结算组超高限病例有增长趋势，而定额结算组超高限病例有下降趋势（图 3-2），说明试点医院存在“选择病例”的行为，并有扩散的趋势。

其原因是本次试点病组仅覆盖了部分 DRGs 组病例，且高值耗材列在保外。有的医院管理者尚未认识到 DRGs-PPS 应当在保证医疗质量和医疗安全的基础上合理控费，而是研究如何规避 DRGs-PPS 医保低补偿组，增加高补偿组

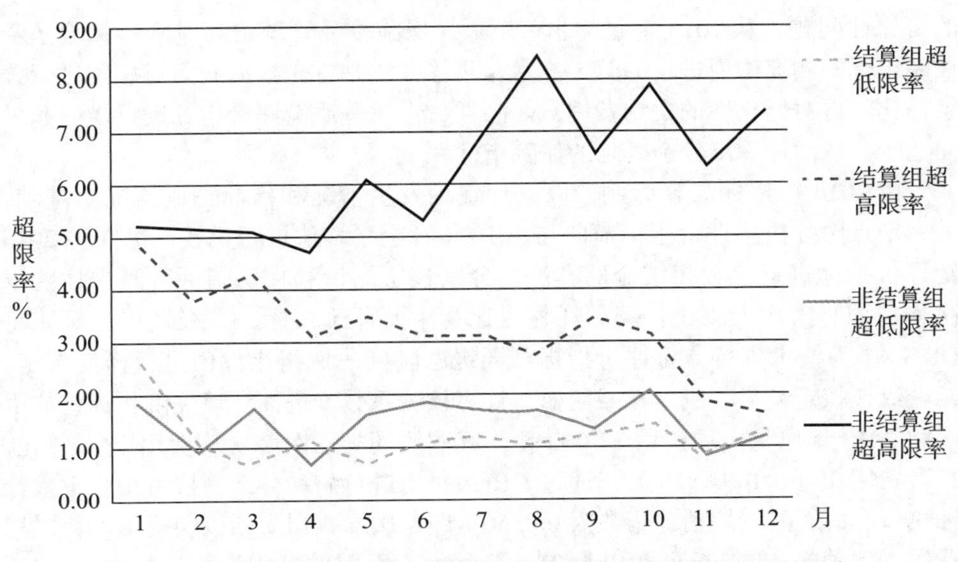

图 3-2 2012 年逐月试点医院 108 组不同支付方式费用超限病例的比率

病例，以获取更多收入。这是在我国实施 DRGs 所面临的更加艰巨的挑战。

4. 改进建议

此次试点主要以系统建设、走通流程和规范行为为重点，而住院医疗费用约束机制的建立有赖于 DRGs 住院付费的全覆盖。应当尽快在 6 家试点医院工作的基础上，选择条件成熟的医院（入组结算率在 80% 以上，结算周期 3 天以内，病例合格率在 95% 以上）进行住院患者全员全病试点，费率计算应包括全部费用，以更好地建立医院内部的费用约束机制。

四、DRGs 在北京市基本医疗保险总额预付中的应用

如何科学合理地测算总额预付指标，是平稳推行总额预付政策的关键一环。DRGs 作为住院指标测算体系的技术支持，发挥了重要作用。在指标测算单纯对定点医疗机构住院的次均费用、药品耗材占比等指标进行与同级同类定点医疗机构的横向比较、与自身历史同期数据的纵向比较，难以考虑住院收治病种的差异，从而影响了指标测算的科学性。病种不同、疾病复杂程度不同、治疗难易程度不同、住院天数和消耗不同，费用就会产生差异。例如，以收治老年病、常见病为主的医疗机构，与以收治恶性肿瘤患者、重症患者为主的医疗机构，二者的次均费用不宜用来进行横比。DRGs 解决了不同医疗机构之间

的可比性问题。从2013年起，北京市医疗保险事务管理中心对医疗保险基金住院指标额测算中引进了DRGs技术，具体办法是首先根据病案对病例进行分组标化，再对标化后的次均费用、药品耗材占比等质量评价指标进行横向和纵向比较，从而计算出各个医院的住院指标。

以2014年指标测算为例，以医疗费用发生情况和指标完成情况为基础，采用定点医疗机构评价指标横向与2014年社会平均值进行比较、纵向与2013年评价指标进行比较相结合的办法，分别核定门诊和住院指标。其中住院以次均费用、人次人头比、药品耗材占比为主要评价指标，二级及以上医院将DRGs作为技术支持，将评价指标与同级医院同病例组指标值进行横向核定，结合纵比核定结果，制定核减门槛，计算核减系数，进而计算住院指标。如甲医院2013年住院次均费用17 993元，其同级同类乙医院次均费用18 822元，二者费用相近，相差829元。通过DRGs技术进行病种分组、按费用权重进行标化后，甲医院费用消耗指数为0.8366（即：次均费用为同级同病组标化次均费用的比值），单位权重费用为21 507元，乙医院的费用消耗指数为1.3547，单位权重费用为13 894元，两者单位权重费用相差7 613元。这种测算办法消除了收治病种不同对总费用的影响，获得了定点医疗机构的支持。总额预付是将医疗保险基金收支预算管理与医疗保险制度改革相结合，以年度基金支出总预算为基础，根据为参保人员服务的数量和质量确定各定点医疗机构年度总额预付指标，按月拨付费用，年终进行清算的付费方式。自2011年起，北京市在友谊、朝阳、同仁、积水潭4家医院启动总额预付试点；2012年，试点范围扩大到33家医院，其中三级医院12家、二级医院21家；2013年，经总结试点经验，完善管理办法，正式在全市196家二级及以上定点医疗机构推广总额预付；2014年，总额预付范围进一步扩大到263家，增加了申报费用数额较大（年申报额超过1000万元）的一级医院。

北京市基本医疗保险总额预付的管理特点：第一，建立与定点医疗机构的沟通协商机制，就指标测算办法和工作方案广泛征求意见，不对具体指标搞“一院一谈”，实现程序的公开透明。第二，在指标测算时，医疗保险缴费水平是依据社会平均职工工资，依据全市国民经济预期增长率推算工资预期增长率，确定社会医疗保险基金增长率，推算预算总额，再根据上年各医院实际基金支付额推算医院基金支付总额。为了提高指标测算的准确度，门诊和住院分开测算。为促进分级诊疗制度的落实，门诊向二级及以下医院倾斜，住院向三级医院倾斜，特别是住院指标测算充分考虑各家医院收治病种及疾病复杂程度的不同，保证危重患者得到收治。第三，考虑特殊群体如精神病患者、急救患者、传染病患者的特殊情况，对精神病专科、急救专科、传染病专科医院总额预付指标可以根据服务量增加等因素适时予以调整增加。第四，为了调动定点医疗机构的积极性，对结余部分由定点医疗机构留用，同时基于北京的特殊性，充分考虑定点医疗机构的超支负担比例，对于定点医疗机构超出总额预付指标部分的负担比例定为10%和20%两档，远远低于外省市水平，即使定点医疗机构超过总额预付指标，仅仅是利润空间降低而不会出现低于成本的亏损经营。

北京市基本医疗保险总额预付的执行效果：通过实施总额预付管理，建立结余留用、超支分担的激励约束机制，调动了定点医疗机构加强管理、控制成本、提高质量的主动性和积极性。不仅实现了医疗保险费用总额控制的预期目标，而且推动了医疗保险对医疗服务的监控，取得了积极成效。一是医疗机构费用得到控制，在医疗保险服务量平稳增长的前提下，医疗费用增速得到控制，同期总控指标略有结余，确保了基金总体平衡；二是医院逐步形成主动控费的意识。总额预付的管理模式有效推动了医院改变运行机制，使合理适度医疗成为医保和医院双方的共同目标和责任，充分调动了医院自主管理的积极性，激发了医务人员的主动性和能动性，管理趋向精细化、科学化、规范化。

2013年初，北京市医疗保险事务管理中心以城镇职工医保基金收入预算为基础对196家定点医疗机构进行了总额预付管理，截至年底，改革工作运行平稳，医疗费用快速增长的趋势得到有效控制。

（1）服务量稳步增长的情况下，基金支出增速放缓：2013年全市城镇职工医疗保险普通门诊人数和住院人数都有2位数以上的增长，参保人员基本医疗需求得到有效保障，未出现因实施总额控制而导致医疗机构压缩费用支出、医疗保险事务管理中心没有接到因DRGs结算方式实施而拒收患者的投诉。在就诊量上升的同时，全市城镇职工医疗保险基金申报费用增速和人均基金支出增速较2012年有所下降。

（2）总额指标执行情况良好，测算办法贴近实际：2013年总额预付医疗机构指标使用率为101%，说明指标测算方案较好地把握了医疗费用发展趋势，符合医疗费用发生规律，贴近医疗机构费用实际情况。

（3）基金管理质量有所提高：2013年全市城镇职工医疗保险普通门诊和住院次均费用增速均不到1%，总额预付医疗机构普通门诊次均费用甚至出现零增长。门诊人次人头比、7日重复住院率无明显上升，就诊人数与诊疗人次比例关系稳定，没有出现医疗机构为降低次均费用而分解患者就医次数的现象。药占比同比降低了1.1个百分点，说明实行总控管理后，医疗机构能够及时转变管理理念，通过规范诊疗行为，减少不合理用药。大部分医疗机构将费用管理纳入医院绩效考核范围，积极控制不合理费用的发生，减少医疗资源浪费，降低成本提高质量效益。

目前，本市总额预付管理运行基本平稳。下一步，北京市医疗保险事务管理中心将努力提高医疗保险总额预付的科学化管理水平，完善总额指标测算办法，深入研究清算办法，加强总额预付的日常监控，同时探索多种形式的医疗保险支付方式。

五、DRGs-PPS 在北京市平谷区新农合综合支付方式改革中的应用

2013 年，北京市卫生计生委在平谷区启动了新型农村合作医疗综合支付方式改革试点工作（京卫基层字［2013］5 号《关于北京市区县新型农村合作医疗综合支付方式改革试点工作的指导意见》）。按照“推动发展、提高效率、减轻负担、促进健康”的原则，落实“保基本、强基层、建机制”的总体要求，以区域新型农村合作医疗（简称“新农合”）综合支付方式改革为推手，推进区县级医院综合改革。

试点方案中对平谷区医院短期住院采用 DRGs 付费为主的方式。在 DRGs 项目组研究成果的基础上，对全人群及所有危、急、重症短期诊疗服务采用以 DRGs 为基础的管理。

支付测算数据依据北京 2011 年全市出院病历，采用 BJ-DRGs 对住院 60 天以内病例进行分组，计算相对权重。试点医院费率依据北京远郊区县二级医院每一权重平均费用，对部分病组费用差异较大者，采用多种支付方式结合，兼顾伦理、新技术应用及对医院的激励。危、急、重症短期住院服务费用按相应人口诊疗服务总费用的 60% 控制预算。

对基层门诊、短期住院及长期住院服务建立了服务标准及绩效考核标准，进行动态监控及定期考核。为此，选取病例数、DRGs 组数、病例组合 CMI、费用消耗指数、时间消耗指数、中低风险组死亡率等指标，分别按照 2013 年 7 月—2014 年 6 月与 2012 年 7 月—2013 年 6 月实施新农合 DRGs-PPS 试点前后两个时间段进行统计，将平谷区医院与其余 10 家远郊区县医院新农合出院患者进行比较（详见表 3-4）。结果显示：2013 年 7 月—2014 年 6 月与 2012 年 7 月—2013 年 6 月出院患者数比较，平谷区医院例数变化增长了 26%，而同期 10 家对照医院仅增长了 4%；DRGs 组数由 559 下降到 556，对照由 511 增长到 512。CMI 平谷区医院由 0.9080 增长到 0.9389，增长率为 3%；10 家对照由 1.0148 增长到 1.0347，增长率为 2%。费用消耗指数，平谷区医院由平均值的 67% 降到 63%，下降了 4 个百分点；对照由 76% 增长到 77%，增长了 1 个百分点。时间消耗指数，平谷区医院由相当于全市平均值的 93% 降到 87%，

下降 6 个百分点；10 家对照由全市平均的 97% 增长到 99%，增长了 2 个百分点。中低风险组死亡率：平谷区医院由 0.2% 降到 0.14%，下降了 0.06 个百分点；10 家对照医院由 0.49% 降到 0.41%，下降了 0.08 个百分点。服务范围、难度系数变化不大；费用消耗指数和时间消耗指数都较对照原本就低，同时还有所下降，说明效率有进一步提高；中低风险组死亡率，平谷区医院较对照低，并在进一步下降，说明医疗安全有保证。病例数增长较为明显，说明供给有所增加。

评估的总体结论是：试点方案基本可行、试点运行平稳顺利，医生和患者能够接受，未接到患者对于医疗质量方面的投诉；取得了医院收入不减、患者负担减轻、基金增长可控的初步成效。

总之，DRGs 无论在医疗保险或新农合病种定额支付，还是在总额预算管理，都取得了一定的成绩。特别是在国内首先实施了 DRGs-PPS 的试点工作，将医、保、患三方的利益要求落实到每一个病例，使各方责任、权利、义务范围更加明确。医疗保险经办机构仍需进一步完善管理体系。医疗机构进一步改进绩效管理，提高服务流程水平，缩短结算周期。

表3-4　北京市新农合DRGs-PPS试点医院与对照医院主要指标比较

项目	10家对照医院（平均值）			北京市平谷区医院		
	2012.07—2013.06	2013.07—2014.06	变化率（%）	2012.07—2013.06	2013.07—2014.06	变化率（%）
病历数	6 032	6 271	4	9 938	12 550	26
DRGs组数	511	512	0	559	556	–1
CMI	1.0148	1.0347	2	0.9080	0.9389	3
费用消耗指数	0.76	0.77	1	0.67	0.63	–6
时间消耗指数	0.97	0.99	2	0.93	0.87	–6
中低风险组死亡率	0.0049	0.0041	-16	0.0020	0.0014	–3

（胡　牧）

参考文献

[1] Sofim J. Playing the numbers. Medical World New，1983，10（24）：38-55.

[2] Fetter R B，Youngsoo S，Freeman J L，et al. Case mix definition by diagnostic related groups. Medical Care，1980，18（2）：Supplement.

[3] Busse R，Geissler A，Quentin W. Miriam Wiley Diagnosis-Relate Groups in Europe：moving towards transparency，efficiency and quality in hospitals.The McGrawhill Companies，2011.

作者单位：北京大学第三医院医疗保险办公室，100191

E-mail：humu0219shu@126.com

第四章　北京 DRGs 分组方法介绍

一、BJ-DRGs 2008 版研发背景及过程

中国自 20 世纪 80 年代末即出现了 DRGs 相关的介绍，并开始 DRGs 的初步研究。1989—1994 年，北京市医院管理研究所牵头组织北京市 10 家大型综合医院，收集了近 10 万份病案首页数据进行了 DRGs 分组研究。该研究为实现 DRGs 的中国本土化乃至构建中国特色的 DRGs 积累了宝贵的经验。

2004 年起，以北京市医院管理研究所张修梅作为顾问、北京大学第三医院胡牧为主要负责人的北京市 DRGs-PPS 项目组联合北京市部分医院，从 DRGs 理论到 DRGs 应用开展了系列研究。项目组收集了 70 万出院病例的信息进行不同版本 DRGs 的比较分析，完成了《北京市 DRGs 研究与应用第一阶段研究报告》。

2006 年，北京市卫生局牵头与市人力资源和社会保障局、市发展与改革委员会、市财政局共同建立了 DRGs-PPS 项目政府联席会议制度，在市卫生局设立 DRGs-PPS 项目推进工作办公室，负责组织管理北京市 DRGs-PPS 的研究和应用工作。2007 年，项目组成功开发出对于 DRGs 系统至关重要且适合于北京使用的《国际疾病分类系统（ICD）临床版》《手术操作分类——临床版》和《病案首页填写规范》[1-2]。在北京市卫生局的推动下，《国际疾病分类系统（ICD）临床版》得以在北京全面推广和使用。这项工作促进了北京地区临床信息的标准化，也为建立高质量的 DRGs 系统奠定了基础。2008 年，项目组在数年研究积累和准备工作的基础上，综合了美国和澳大利亚等多个成熟 DRGs 版本的病例组合（case-mix）理念，完成了适合于北京地区医院的数据环境和管理环境的 DRGs 初步分组方案[3]。

二、分组的逻辑

（一）分组原则和数据源

DRGs 是 case-mix 的一种。不同的病例组合有不同的病例分类原则和逻

辑，不同原则和逻辑，直接影响病例组合的实现过程，继而影响其应用范围。对于DRGs而言，病例类型划分的基本原则是：疾病不同；同类疾病，但治疗方式不同；同类疾病、同类治疗方式，但个体差异显著。

实际的DRGs分组过程，需要借助计算机进行处理，因而要将上述过程“编码化”（coding）。不同类别的病例通常使用疾病诊断编码来区分，不同的治疗方式使用操作分类编码来区分，而个体特征则以患者的年龄、性别、出生体重（用于新生儿病例的分类）等来表示。显然，疾病的诊断和相应的操作，成为DRGs划分病例的关键“轴心”。

疾病的诊断和治疗操作编码，临床上一般都使用“国际疾病分类系统”（ICD）。中国（北京）一般的公立医疗机构在诊断编码上使用ICD-10编码，而在操作分类编码上使用ICD-9编码。为了适应本地的数据环境，因而BJ-DRGs基础分类编码系统在疾病分类上使用ICD-10编码，而操作分类使用了ICD-9编码。又由于包括诊断、操作及病例其他重要个体特征信息，都可以从“病案首页”中获得，电子化的病案首页便成为BJ-DRGs的基础数据源。

BJ-DRGs具体需要的信息点包括病情严重度和复杂性、医疗需要及使用强度、医疗结果及资源消耗等多个维度的信息。考虑到信息的准确性和可获得性，BJ-DRGs各个维度的数据均来自各医院60天之内的危、急、重症住院病案首页。详见表4-1。

表4-1　BJ-DRGs方案的数据需求

分类轴心	信息/数据
病情严重程度及复杂性	主要诊断、合并症和伴随病、个体因素（如年龄、性别、婴儿的出生体重、出生天数等）
医疗需要及使用强度	手术室手术、非手术室手术、其他辅助的医疗和护理服务（如呼吸机使用等）
医疗结果	出院状态（死亡、医嘱出院、非医嘱出院、转院）
资源消耗	医疗费用、费用分类、住院时间
编码系统	诊断：ICD-10临床版 手术操作：ICD-9第三卷临床版
数据来源	住院病例的病案首页

（二）分组逻辑、方法

1. 基本的逻辑和过程

BJ-DRGs 的基本逻辑与国际上其他 DRGs 版本的逻辑相近[4]。按照 3 步骤的分类策略，即：先将病例按照主要诊断进行分类，形成以解剖和生理系统为主要分类特征的 MDC；然后，综合考虑主要诊断和主要操作，将病例细分为 ADRGs（adjacent diagnosis related groups）；最后，综合考虑病例的其他个体特征、合并症和并发症，将 ADRGs 细分为 DRGs。ADRGs 是指主要诊断和（或）主要操作相同的病例，或从分类过程上看，指只利用主要诊断和操作进行分类，而未考虑病例个体特征、合并症和并发症的病例类别。1 个 ADRGs 中包含 1 个或以上的 DRGs。详见图 4-1。

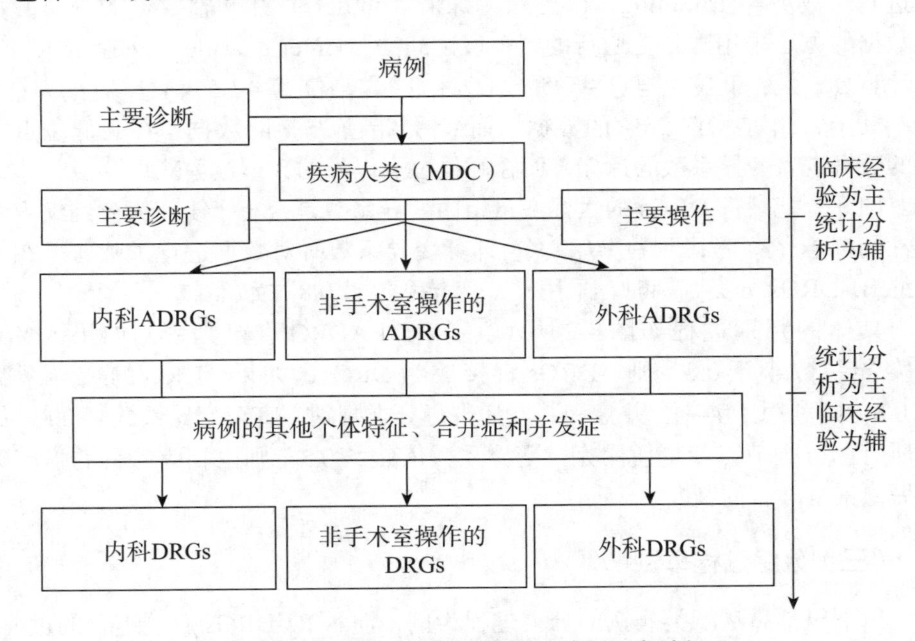

图 4-1　BJ-DRGs 的基本逻辑和病例组合过程

上述 3 个步骤的分类过程，都结合了临床专家的经验和统计分析工作，但不同步骤的方法有所侧重。前两个步骤，即 MDC 分类以及从 MDC 到 ADRGs 的过程，主要工作是请各个专业的临床专家根据其临床经验，根据“临床过程相似，资源消耗相近”的原则，对不同类型的疾病和操作进行分类。而后一个步骤，即从 ADRGs 到 DRGs 的过程，则主要是通过统计分析寻找分类节点，对病例类型进行细分的过程，同时辅以临床专家的评价。

经过上述过程，BJ-DRGs包含25个MDC、300个ADRGs和650个DRGs。

2. 分类节点判别的方法

在BJ-DRGs的分类过程中，从ADRGs的过程到DRGs的过程主要通过CV来寻求分类节点[5]。变异系数的目标变量是住院医疗费用和住院时间。其计算公式是：

$$\text{医疗费用（或住院时间）的变异系数}=\frac{\text{医疗费用（或住院时间）的标准差}}{\text{医疗费用（或住院时间）的均数}}$$

考虑到医疗费用及住院时间多为偏态分布，在计算变异系数之前，对数据进行“裁剪”（trimming）以去除特殊值（outliers）并调整数据的分布。裁剪数据的方法采用国际上通行的“中段区间法”（inter quartile range，IQR）[6]。其计算公式是：低位点 $=Q_1-0.5\times(Q_3-Q_1)$，高位点 $=1.5\times(Q_3-Q_1)+Q_3$

其中，Q_1 是指前25%的数据，而 Q_3 是指前75%的数据。在高低位点之间的数据进入变异系数的计算，而在高低位点以外的数据被去除。

国际上把某一DRGs的目标变量组内变异系数是否小于1作为评判组内一致性的标志[7]。考虑到在BJ-DRGs计算变异系数时对数据进行了裁剪，在实际的BJ-DRGs分类判别时，采用了“变异系数 <0.8”为标准。

具体的判别过程如图4-2所示。首先对ADRG直接判别，如果ADRG的变异系数小于0.8，则ADRGs直接成为DRGs；如果ADRG的变异系数 $\geqslant 0.8$，则利用年龄、合并症和并发症进行分类判别，直至变异系数 <0.8。如果所有的分类节点变量使用完，变异系数依然 $\geqslant 0.8$，则由相应专科的临床医生做出细分与否的判断。

（三）分组过程举例

以下以耳鼻喉咽类病例的分类过程为例，演示BJ-DRGs病例组合的过程。如图4-3所示，病例通过主要诊断做区分，分为了25个疾病大类。其中，第3个疾病大类是耳鼻咽喉类疾病。耳鼻咽喉科临床专家按照其临床经验，把临床过程相似、资源消耗相近的疾病划分成ADRGs（如DA1头颈恶性肿瘤等）。

从ADRGs到DRGs需要利用变异系数来判断划分的节点。有些ADRGs本身的变异系数较小，如DA1头颈恶性肿瘤大手术，直接可以作为DRGs。有些需要经过年龄细分方可达到组内变异系数 <0.8 的要求，如DB5鼻成形术。有些需要经过合并症和并发症的细分，如DE2口腔手术。有些则需要年龄、合并症和并发症共同细分，如DR1耳、鼻、咽、口恶性肿瘤内科治疗。

还有一些 ADRGs 是用尽所有分类节点变量后，组内变异系数依然＞0.8，如 DS1 中耳炎及上呼吸道感染。对于这类 ADRGs，需要再次请耳鼻咽喉科的专家进行判断，详见表 4-2。

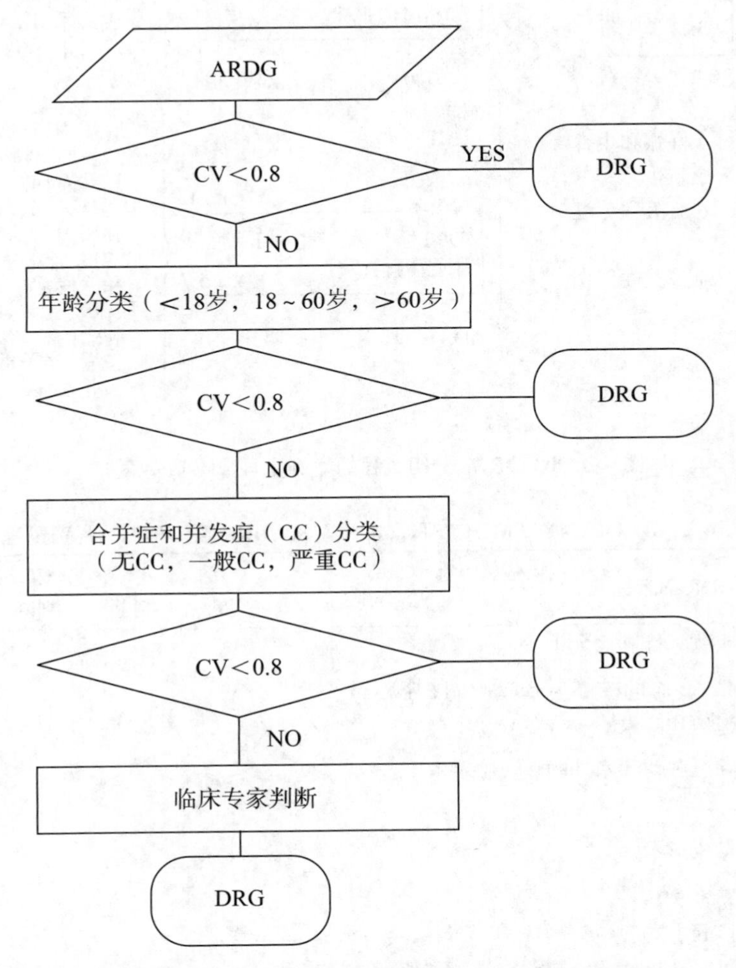

图 4-2　BJ-DRGs 从 ADRGs 到 DRGs 的过程示意图

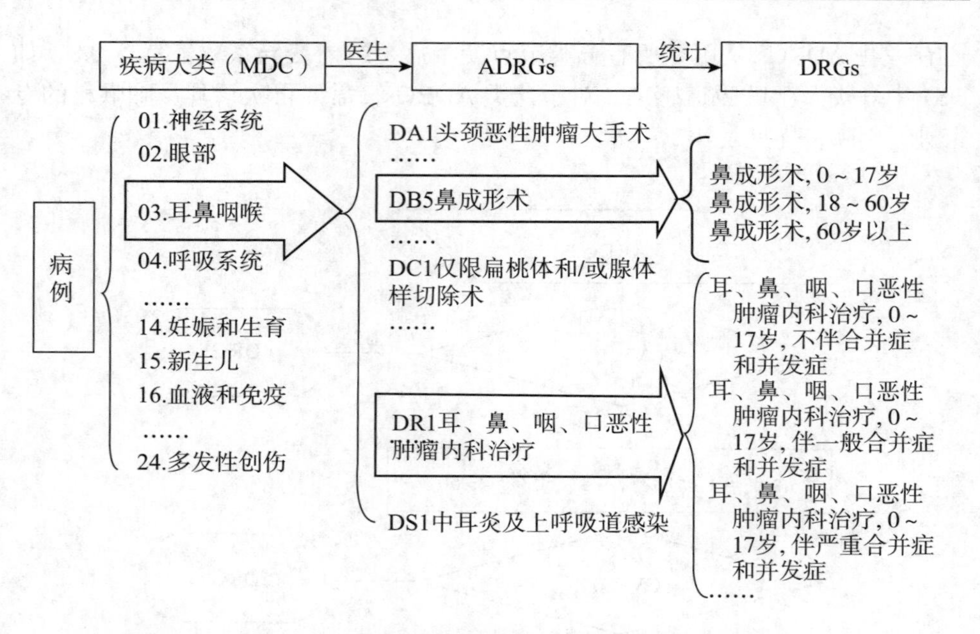

图 4-3　BJ-DRGs 分组过程的举例（耳鼻喉咽疾病）

表4-2　BJ-DRGs中"MDC03耳鼻咽喉"从ADRGs到DRGs的判别过程

ADRGs编号	ADRGs名称	直接判断	年龄判断	CC判断	双重判断
DA1	头颈恶性肿瘤大手术	√			
DA2	重大头颈部手术（恶性肿瘤除外）	√			
DA3	涎腺切除术		√		
DA4	除涎腺切除术外的唾液腺手术		√		
	……				
DB5	鼻成形术		√		
	……				
DE2	口腔手术			√	
DE4	拔牙及修复	√			
DF1	除头颅大手术外的耳、鼻、咽、口手术			√	
	……				
DR1	耳、鼻、咽、口恶性肿瘤				√
	……				
DS1	中耳炎及上呼吸道感染				
	……				

临床医生判断

就“中耳炎及上呼吸道感染”而言，项目组得到临床医生的反馈是：①从疾病特征和病灶部分来看这确实是一类疾病。②目前临床上尚未形成对此类疾病的统一治疗方案，有些医生在控制住患者症状后，主张患者回家休息；有些医生则倾向于使用抗生素治疗；还有些医生会提供小的操作，正因为治疗手段不一致，组内变异较大是正常的。③将来如果采用基于DRGs的按次付费，治疗手段将趋于一致，那时候，组内变异很可能大幅度缩小。得到这些反馈后，项目组将“中耳炎及上呼吸道感染”作为一个DRGs保留在BJ-DRGs中。至此，耳鼻咽喉类疾病的BJ-DRGs分组完成。

（四）分组结果

BJ-DRGs的分组结果有两个内容：MDC和DRGs。MDC指主要诊断按解剖系统及其他大类目进行分类的结果，DRGs则是MDC之下更为详细的分类结果。BJ-DRGs方案的MDC共有26大类，见表4-3。这其中MDCA类似于AP-DRGs和AR-DRGs的Pre-MDC，内容是新技术和资源消耗较多的DRGs，主要是器官移植和长时间使用呼吸机的病例；MDCP为出生＜29天的新生儿病例；MDCY为HIV感染的病例；MDCZ为同时发生多部位创伤的病例。前述4类MDC在分组流程中优先于其他MDC。

表4-3　BJ-DRGs主要诊断类别

MDC	描述
MDCA	先期分组疾病及相关操作
MDCB	神经系统疾病及功能障碍
MDCC	眼疾病及功能障碍
MDCD	耳、鼻、口、咽疾病及功能障碍
MDCE	呼吸系统疾病及功能障碍
MDCF	循环系统疾病及功能障碍
MDCG	消化系统疾病及功能障碍
MDCH	肝、胆、胰疾病及功能障碍
MDCI	肌肉、骨骼疾病及功能障碍
MDCJ	皮肤、皮下组织、乳腺疾病及功能障碍
MDCK	内分泌、营养、代谢疾病及功能障碍
MDCL	肾及泌尿系统疾病及功能障碍
MDCM	男性生殖系统疾病及功能障碍

续表

MDC	描述
MDCN	女性生殖系统疾病及功能障碍
MDCO	妊娠、分娩及产褥期
MDCP	新生儿及其他围生期新生儿疾病
MDCQ	血液、造血器官、免疫疾病及功能障碍
MDCR	骨髓增生疾病和功能障碍、低分化肿瘤
MDCS	感染及寄生虫病（全身性或不明确部位的）
MDCT	精神疾病及功能障碍
MDCU	酒精/药物使用及其引起的器质性精神功能障碍
MDCV	创伤、中毒及药物毒性反应
MDCW	烧伤
MDCX	影响健康因素及其他就医情况
MDCY	HIV感染疾病及相关操作
MDCZ	多发严重创伤

BJ-DRGs 方案中 DRGs 的编码有特定的含义，其遵循如下规则（示例见图 4-4）：

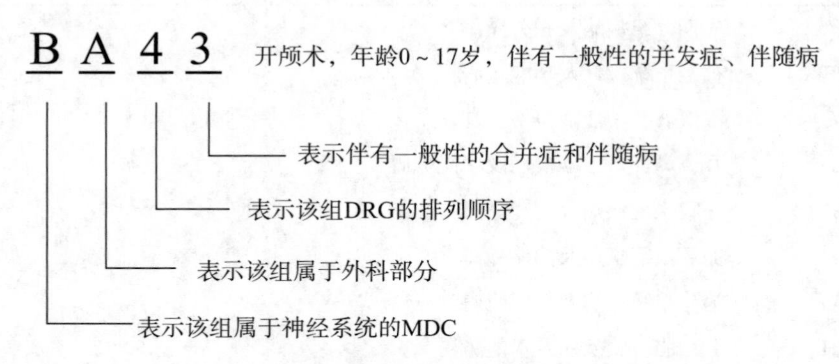

图 4-4　BJ-DRGs 组编码示例（BA43）

1．BJ-DRGs 所有的 DRGs 编码由 4 位码组成。

2．第 1 位码为英文字母，A—Z 分别表示 26 个 MDC。

3．第 2 位码为英文字母，表示 DRGs 组的类型：A, B, C, D, E, F, G, H, J 共 9 个字母表示外科部分，K，L，M，N，P，Q 共 6 个字母表示非手术室手术部分，R，S，T，U，V，W，X，Y，Z共9个字母表示内科组部分。

4．第3位码为阿拉伯数字（1—9），为DRGs组的顺序码。

5．第4位码为阿拉伯数字，表示是否有合并症和伴随病以及其他相关信息。

三、BJ-DRGs权重、费率计算方法

（一）数据及来源

所用数据来源于卫生信息中心收集并管理的“北京市出院病案首页数据库”，包含了二级及二级以上医院某一年全年出院病例的相关信息。卫生信息中心对所有上报的病案首页数据建立了数据完整性和准确性考核系统。所有纳入评估分析的病案数据，都通过了该系统的考核。进入的病例信息是住院时间低于60天的数据。

（二）指标计算方法

1. 医院的服务内容

通过医院服务DRGs数量和CMI来评价。具体计算方法如下：

$$\text{某 DRG 的权重} = \frac{\text{该 DRG 组内病例的例均费用}}{\text{全体病例的例均费用}}$$

$$\text{病例组合指数（CMI）} = \frac{\sum(\text{某 DRG 费用权重} \times \text{该医院该 DRG 的病例数})}{\text{该医院全体病例数}}$$

国际上将CMI值作为评判医疗服务技术难度的重要指标[8]，其基本思想是：如果所有医疗机构治疗此类病例所耗费的医疗资源都较高，说明治疗此类疾病的难度较大。考虑到中国目前的定价机制和按项目付费的模式对医疗费用的扭曲，BJ-DRGs借鉴了“作业成本法”的理念，按照医疗服务的过程将医疗费用分为30类，改良病案首页中关于医疗费用的记录标准。在计量CMI时，以30类医疗过程费用为基础，将医疗费用分为“医疗”“护理”“医技”“药品”和“管理”5大类，每个大类各赋予相同的权重（20%），然后计量DRGs权重和医疗机构的CMI值。

2. 费率计算

国际上运用DRGs作为预付费的付费单元，需要先计算付费费率。费率确定有两种实现途径，一是根据实际医疗成本进行核算。这种方法比较科学、精

细，是比较理想化的费率确定方法。但是目前情况下，由于缺乏公认的临床路径，医疗成本核算难度很大，短时间内难以实现。二是根据历史数据进行测算。这种方法虽然不够精细、准确，但是简便易行[9-10]。北京市在确定按DRGs分组付费费率时，就是按照承认现状、多方共赢的思路，采用社会平均成本法确定，即：按照某年同一级别的医院诊治所有病种分组患者实际发生的总费用，除以所有病种分组的总权重，确定该年该级别医院的病种分组支付费率，再以此费率乘以各个病种分组的权重得到各个病种分组的定额支付标准。各级别医院所使用的病种分组权重是一致的。

$$\text{某年某级别医院的支付费率}=\frac{\text{该年该级别医院的总费用}}{\text{该年该级别医院的总权重}}$$

某年某级别医院某 DRG 组的定额支付标准 =

该年该级别医院的支付费率 × 该 DRG 组的权重

3. 医疗费用和住院时间的标准化处理

把医疗费用和住院时间经过 DRGs 标准化变换，构建出费用效率指数和时间效率指数两个指标。

（1）计算全样本各个 DRG 的例均费用（$\overline{C_i}$）和平均住院日（$\overline{D_i}$）；

（2）计算本院各个 DRG 的例均费用（$\overline{c_i}$）和平均住院日（$\overline{d_i}$）；

（3）计算医院与全样本比 k：

费用比 $k^c=\dfrac{c_i}{\overline{C_i}}$，平均住院日比 $k^d=\dfrac{d_i}{\overline{D_i}}$；

（4）费用效率指数 $E_c=\dfrac{\sum_j k_j^c n_j}{\sum_j n_j}$，时间效率指数 $E_d=\dfrac{\sum_j k_j^d n_j}{\sum_j n_j}$

其中，n_i 为该医院诊治的第 j 组 DRG 的病例数。

利用费用效率指数和时间效率指数评价医院的绩效，如果计算值在 1 左右，表示接近平均水平；＜ 1，表示医疗费用较低或住院时间较短；＞ 1，表示医疗费用较高或住院时间较长。

4. 住院患者死亡率的标准化处理

利用各 DRG 病例的住院死亡率对不同 DRG 进行死亡风险分级[11-12]。具体步骤如下：

（1）计算各 DRG 的住院死亡率（M_i）；

（2）对 M_i 取对数［ln（M_i）］；

（3）计算 ln（M_i）的均值 $\overline{\ln(M_i)}$ 和标准差（S_i）；

（4）计算死亡风险评分。

各个“死亡风险级别”的定义如表4-4所示。死亡风险评分为“0”分者表示归属于这些DRGs的病例没有出现死亡病例，“1”分表示住院死亡率在低于负1倍标准差，“2”分表示住院死亡率在平均水平与负1倍标准差之间，“3”分表示住院死亡率在平均水平与正1倍标准差之间，“4”分表示住院死亡率高于正的1倍标准差。

表4-4　死亡风险评分及其定义

风险评分	定义
0	$M_i = 0$
1	$\ln(M_i) < \overline{\ln(Mi)} - 1s_i$
2	$\overline{\ln(M_i)} - 1s_i \leqslant \ln(M_i) < \overline{\ln(M_i)}$
3	$\overline{\ln(M_i)} \leqslant \ln(M_i) < \overline{\ln(M_i)} + 1s_i$
4	$\ln(M_i) \geqslant \overline{\ln(M_i)} + 1s_i$

（卢　铭）

参考文献

[1] 黄锋，陈剑铭，郭默宁，等．ICD-10北京临床版的设计与实现．中华医院管理杂志，2011，27（11）：835-838.

[2] 焦建军．病案首页主要诊断的选择．中华医院管理杂志，2011，27（11）：832-834.

[3] 简伟研，卢铭，胡牧，等．北京诊断相关组（BJ-DRGs）分组效果的初步评价．中华医院管理杂志，2011，27（11）：854-856.

[4] Barbara OW，Molly S．Evaluation of severity-adjusted DRGs systems：addendum to the interim report.［2010-05-17］. https：//www.cms.gov/reports/downloads/WR434Z1.pdf.

[5] Palmer G，Reid B，Aisbett C，et al. Evaluating the performance of the Australian National Diagnosis Related Groups. Sydney：The Centre for Hospital Management and Information Systems Research，University of New South Wales，1997.

[6] Beth R，Stephen S. Comparing diagnosis-related group systems to identify design improvements．Health Policy，2008，87：82-91.

[7] George P，Beth R. Evaluation of the performance of diagnosis-related groups and similar

作者单位：北京大学医学部医学信息学系，100191

E-mail：luming@bjmu.edu.cn

case-mix systems：methodological issues. Health Services Management Research，2001，14：71-81.

[8] Berg M，Meijerink Y，Gras M. Feasibility first：Developing public performance indicators on patient safety and clinical effectiveness for Dutch hospitals. Health Policy，2005，75：59-73.

[9] Needham MB，Halling JF. Factors which predict patient satisfaction of nutrition care in a hospital setting. Journal of the American Dietetic Association，1998，98（9）：107.

[10] Joseph MM，Melva N. Trends in antibiotic use and cost and influence of case-mix and infection rate on antibiotic-prescribing in a long-term care facility. American Journal of Infection Control，2003，31（1）：18-25.

[11] 简伟研，胡牧，崔涛，等. 运用疾病诊断相关组进行临床服务绩效评价初探. 中华医院管理杂志，2006，22（11）：736-739.

[12] 简伟研，崔涛，王洪源，等. 诊断相关组死亡风险分级在医疗质量评估中的应用. 北京大学学报（医学版），2007，39（2）：145-148.

第五章　DRGs 对病案首页数据的要求

DRGs 是一种病例组合方式，它以出院病案首页的主要诊断为基础，综合考虑手术操作、并发症 / 合并症、年龄、性别、出院转归等诸多因素影响，将不同的病例按照临床过程同质、资源消耗相近的原则，分门别类归入不同的组。病案首页数据的完整性、准确性以及病案原始数据内涵质量的严谨性对 DRGs 的分组十分关键。因此，北京 DRGs 项目组从研发初期起就十分重视病案首页数据项目、数据元、最小基础数据集的标准化，以及首页数据采集的完整性和准确性。

一、北京市 2006 版出院病案首页附页

2001 年，前卫生部下发了《卫生部关于修订下发住院病案首页的通知》(卫医发［2001］286 号)，2001 版病案首页内容设计的项目具有全面性和实用性，也具有一定的前瞻性，符合当时的国情和卫生工作的需要，为我国的临床医疗统计工作奠定了良好的基础。

2006 年，北京市在启动 DRGs 工作之时，组织专家对 2001 年前卫生部下发的病案首页进行了认真的分析。专家们一致认同以当时卫生部下发的 2001 年版病案首页作为 DRGs 分组数据的基础，同时，为了进一步满足分组的全部数据需求，在该病案首页项目的基础上添加部分项目，其中包括以天为单位计量年龄不足 1 周岁患儿的年龄、新生儿出生体重、新生儿入院体重、重症监护室的进出时间、呼吸机使用时间、颅脑损伤患者的昏迷时间和离院方式，并对每一个项目设定了详细的标准和定义。同时，为了更好地分析医疗资源的消耗情况，依据资源消耗会计方法，将医疗服务费用按照医疗、护理、临床医技、管理、药品和耗材等不同类别，结合各病例所涉及的直接成本（人力资源、药品和耗材）、间接成本（固定资产），对各项目和消耗的资源进行了分类调整，由原来的 19 项收费分类调整为 31 项收费分类。为此，专家们希望增加住院病案首页附页。

增加附页的原则是：①以前卫生部 1990 年颁发的病案首页格式、内容及填写说明和 2001 年前卫生部对住院病案首页项目的修改说明为基础，严格遵守原病案首页项目内容。为满足 DRGs-PPS 数据信息要求，对住院病案首页项

目进行必要的补充及说明。② 为了保证病案统计工作的正常进行，所有增加项目均在附页中列出。③ 根据我国目前的医院信息管理系统（HIS）的需要，设计“最小基础数据集（minimum basic data set，MBDS）”结构及数据项。④数据 / 信息结构及数据项的选定应以“可获取”及便于提供为前提。⑤对于病案首页补充的项目，在参照国外同类项目内容的基础上，结合国内实际情况进行编辑修订。⑥本次修订主要参照澳大利亚卫生数据字典。⑦病案首页附页应放置于病案首页后面，与病案一同保存。

2007 年，原北京市卫生局开始在全市二级以上医院分步实施使用新的住院病案首页附页（图 5-1），先是要求全市所有三级医院使用，之后在同年的 7 月 1 日要求所有二级医院必须使用。该项工作的实施为北京市应用 DRGs 工作奠定了坚实的基础。

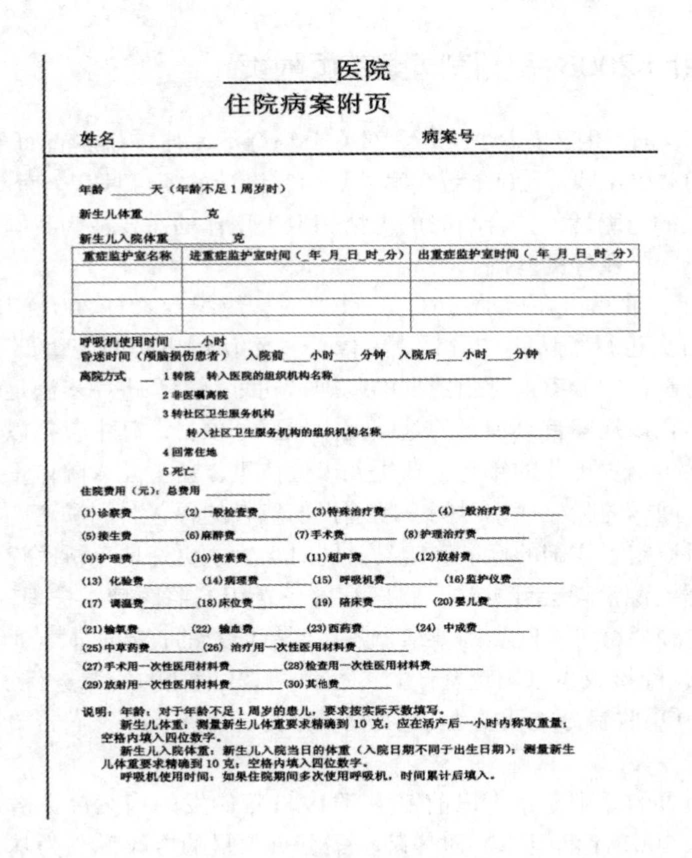

__________医院

住院病案附页

姓名__________　　　　病案号__________

年龄 ______天（年龄不足 1 周岁时）

新生儿体重________克

新生儿入院体重________克

重症监护室名称	进重症监护室时间（_年_月_日_时_分）	出重症监护室时间（_年_月_日_时_分）

呼吸机使用时间 ____小时

昏迷时间（颅脑损伤患者）　入院前____小时____分钟　入院后____小时____分钟

离院方式 __ 1 转院　转入医院的组织机构名称__________

2 非医嘱离院

3 转社区卫生服务机构

转入社区卫生服务机构的组织机构名称__________

4 回常住地

5 死亡

住院费用（元）：总费用 ________

(1) 诊察费________(2) 一般检查费________(3) 特殊治疗费________(4) 一般治疗费________

(5) 接生费________(6) 麻醉费________(7) 手术费________(8) 护理治疗费________

(9) 护理费________(10) 核素费________(11) 超声费________(12) 放射费________

(13) 化验费________(14) 病理费________(15) 呼吸机费________(16) 监护仪费________

(17) 调温费________(18) 床位费________(19) 陪床费________(20) 婴儿费________

(21) 输氧费________(22) 输血费________(23) 西药费________(24) 中成费________

(25) 中草药费________(26) 治疗用一次性医用材料费________

(27) 手术用一次性医用材料费________(28) 检查用一次性医用材料费________

(29) 放射用一次性医用材料费________(30) 其他费________

说明：年龄：对于年龄不足 1 周岁的患儿，要求按实际天数填写。

新生儿体重：测量新生儿体重要求精确到 10 克；应在活产后一小时内称取重量；空格内填入四位数字。

新生儿入院体重：新生儿入院当日的体重（入院日期不同于出生日期）；测量新生儿体重要求精确到 10 克；空格内填入四位数字。

呼吸机使用时间：如果住院期间多次使用呼吸机，时间累计后填入。

图 5-1　住院病案首页附页

二、前卫生部颁2011版住院病案首页

2011年9月，前卫生部为进一步适应医院信息化管理要求，加强医疗质量管理与控制工作，使病案首页能够为付费方式改革提供数据支撑，对2001年下发的住院病案首页进行了修订，下发前向全国征求意见。鉴于前卫生部对北京市DRGs工作的充分肯定和认同，为此，在新的住院病案首页修订过程中，特别听取了北京的建议。前卫生部于2011年11月1日下发了《卫生部关于修订住院病案首页的通知》（卫医政发［2011］84号）[1]，其中增加了出院诊断填写的空间、就患者基本情况、疾病诊断、治疗方式、颅脑损伤患者昏迷时间、离院方式等内容，对病案首页做了重大修改。

患者基本情况有如下修改内容：增加了“入院途径”，即收治入院患者的来源，包括经由本院急诊、门诊诊疗后入院，经由其他医疗机构诊治后转诊入院，或其他途径入院。删除了“入院时情况”“入院诊断”“入院后确诊日期”。

关于疾病诊断有如下修改内容：删除了表格中“出院情况”栏目，修订为“入院病情”，指对患者入院时病情评估情况。调整“出院诊断”表格，增加“其他诊断”的填写空间；将“出院诊断”与入院时病情进行比较，按照患者入院时是否已具有“出院诊断”进行分类。具体分为：①有：对应本出院诊断在入院时就已明确。例如，患者因“乳腺癌”入院治疗，入院前已经钼靶、针吸细胞学检查明确诊断为“乳腺癌”，术后经病理亦诊断为乳腺癌。②临床未确定：对应本出院诊断在入院时临床未确定，或入院时该诊断为可疑诊断。例如，患者因“乳腺恶性肿瘤不除外”“乳腺癌？”或“乳腺肿物”入院治疗，因缺少病理结果，肿物性质未确定，出院时有病理诊断明确为乳腺癌或乳腺纤维瘤。③情况不明：对应本出院诊断在入院时情况不明，例如：乙型病毒性肝炎的窗口期、社区获得性肺炎的潜伏期，因患者入院时处于窗口期或潜伏期，故入院时未能考虑此诊断或主观上未能明确此诊断。患者伴随的慢性疾病，经入院后检查新发现的应选择为“情况不明”，例如，高血压、高脂血症、胆囊结石等，不能归入“④”。④无：在住院期间新发生的，入院时明确无对应本出院诊断的诊断条目。例如，患者出现围术期心肌梗死，住院期间发生的医院感染等。只有在住院期间新发生的情况，才能选择此项；住院期间新发现的慢性伴随疾病，应选择情况不明“③”。删除了“医院感染名称”。从而使院内感染、跌倒损伤、压疮等医院获得性问题（hospital acquired conditions，HACs）可以直接统计，更加客观，也为我国在HACs方面的研究奠定了基础[2]。

新版首页将过去的“ICD-10”修订为“疾病编码”。目前，DRGs分组中使用的是ICD-10临床版（即疾病编码的临床版）。

与手术操作相关的项目有如下修改内容：“手术、操作”均修订为“手术及操作”，并在顺序上进行了调整。要求在手术及操作的第1行填写主要手术及操作；增加了“手术级别”项目；对“切口愈合等级”进行了调整，增加了0类切口，即经人体自然腔道进行的手术，如经胃镜、肠镜、气管镜等手术及操作。需要指出的是腔镜手术应根据手术的类型和手术部位的具体情况选择Ⅰ—Ⅲ切口，而非0类切口。愈合等级增加了“其他”：指出院时切口未达到拆线时间，切口未拆线或无需拆线，愈合情况尚未明确的状态，有助于临床缩短平均住院日管理。

增加了“离院方式”有关项目。患者本次住院的离院方式包括：①医嘱离院：指患者本次治疗结束后，按照医嘱要求出院，回到住地进一步康复等情况。②医嘱转院：指医疗机构根据诊疗需要，将患者转往相应医疗机构进一步诊治，用于统计“双向转诊”开展情况。如果接收患者的医疗机构明确，需要填写转入医疗机构的名称。③医嘱转社区卫生服务机构/乡镇卫生院：指医疗机构根据患者诊疗情况，将患者转往相应社区卫生服务机构进一步诊疗、康复，用于统计“双向转诊”开展情况。如果接收患者的社区卫生服务机构明确，需要填写社区卫生服务机构/乡镇卫生院名称。④非医嘱离院：指患者未按照医嘱要求而自动离院，如：患者疾病需要住院治疗，但患者出于个人原因要求出院，此种出院并非由医务人员根据患者病情决定，属于非医嘱离院。⑤死亡：指患者在住院期间死亡。⑥其他：指除上述5种出院去向之外的其他情况。在实际工作中，应谨慎选择⑥。替代了原有治愈、好转、未愈等需要医师主观判断的转归结果。

另外，还增加了“新生儿出生体重”“新生儿入院体重”“颅脑损伤患者昏迷时间”“是否有出院31天内再住院计划”等对病情影响较大的统计项目。“药物过敏”增加了“有”“无”选项。删除了“手术、治疗、检查、诊断为本院第一例”“HBsAg”“HCV-Ab”“HIV-Ab”“随诊”“随诊期限”“示教病例”“输血反应”“输血品种”等项目。

在执行前卫生部2011版病案首页后，北京市仍然保留了病案首页附页的部分项目，共5项内容，即患者在重症监护室的进、出时间、呼吸机使用时间、主诊医师、肿瘤分期，并新增了反映护理工作量的日常生活能力评定量表（ADL）得分。

三、主要诊断定义及选择原则

DRGs 分组首先考虑患者的主要诊断，根据临床医师为患者做出的主要诊断确定患者分组的第 1 步，即 MDC。如果主要诊断选择错误，将对后续的进一步分组产生极大的影响。

既往住院病案首页中主要诊断和其他诊断的填写没有严格的规定要求，临床医师往往按照诊断学的要求或是按照临床医师的习惯来书写，编码人员按照医师所填写的主要诊断，参照相应的编码规则给出对应的疾病编码并完成首页数据上报。因此，主要诊断的准确性大大下降。

1. 造成主要诊断不正确的原因

（1）病因诊断在前，疾病诊断在后。举例说明：临床医师按照在医学院校所学的，以及在临床工作中养成的书写习惯，对于一个冠心病、心肌梗死的患者会给出如下诊断：

冠状动脉粥样硬化性心脏病

急性前壁心肌梗死

……

由此可以看出，主要诊断“急性前壁心肌梗死”在填写病案首页时，往往被填写在其他诊断栏目内了。其实本次住院主要治疗的是“心肌梗死”。

（2）书写习惯造成。产科医师长期养成的诊断书写习惯是：

宫内孕 39 周 G1P1

……

而过去产科对于诊断书写顺序没有明确的要求，往往是“师带徒”一代一代的传下来的书写习惯。

（3）未特指的情况在前，特指的情况在后。

上消化道出血

十二指肠溃疡

也就是医师在下诊断时，先给出一个未特指的大“帽子”，而后再书写具体的疾病诊断。

（4）“严重”疾病在前，“一般（或较轻）”疾病在后。

原发肝癌

急性胃肠炎

而此次患者住院最主要的问题是急性胃肠炎，只不过患者伴随有“肝癌”，住院治疗的是急性胃肠炎，而不是治疗“肝癌”。

2. 主要诊断的相关标准和规范

上述4类情况，因为没有按照主要诊断的相关标准和要求正确填报主要诊断项目，都会导致DRGs分组错误。为此，北京市DRGs项目组的专家们参考美国的*ICD-10-CM Official Guidelines for Coding and Reporting*[3]（逐年更新，目前为2015版）和*National Health Data Dictionary*[4]，结合中国国情制定了符合中国实际情况的关于主要诊断的相关标准和规范。

（1）主要诊断定义：经研究确定的导致患者本次住院就医主要原因的疾病（或健康状况）。

（2）主要诊断一般应该是：①消耗医疗资源最多；②对患者健康危害最大；③影响住院时间最长。

（3）该诊断可以包括疾病、损伤、中毒、体征、症状、异常发现，或者其他影响健康状态的因素。

（4）一般情况下，有手术治疗的患者的主要诊断要与主要手术治疗的疾病相一致。

（5）急诊手术术后出现的并发症，应视具体情况根据原则（2）正确选择主要诊断。

（6）择期手术后出现的并发症，应作为其他诊断填写，而不应作为主要诊断。

（7）根据我国目前国情，择期手术前出现的并发症，应视具体情况根据原则（2）正确选择主要诊断。

（8）由于发生意外情况（非并发症），即使原计划未执行，仍选择造成患者入院的情况作为主要诊断，并将患者原计划未执行的原因写入其他诊断。

（9）当症状、体征和不确定情况有相关的明确诊断时，ICD-10临床版第18章中的症状、体征和不确定情况不能用做主要诊断。

（10）除非医师有其他特殊说明，当2个或2个以上相互关联的情况（例如疾病在同一个ICD-10临床版章节或明显与某一个疾病有联系）都可能符合定义时，请参照原则（2）每一个都可能作为主要诊断。

（11）少数情况下，通过住院诊断、病情检查和（或）提供的治疗，确定的2个或2个以上诊断同样符合主要诊断标准，其他的编码指南无法提供参考时，请参照原则（2）任何一个均可能作为主要诊断。

（12）极少情况下，会有2个或2个以上对比的疾病诊断，如“不是……，就是……”（或类似名称），如果诊断都可能，应根据住院时情况具体分析填写更主要的诊断；如果未进一步查明哪个是更主要的，每一个诊断均可作为主要诊断。

（13）当有对比诊断后的临床症状时，优先选择临床症状做主要诊断。对比的诊断作为其他诊断编码。

（14）当住院是为了治疗手术和其他治疗的并发症时，该并发症作为主要诊断。当该并发症被编在T80—T88系列时，由于编码在描述并发症方面缺少必要的特性，需要另外编码指定的并发症。

（15）如果出院时诊断仍为“可疑”的不确定诊断，则按照确定的诊断编码。

（16）从留观室入院：①留观后入院：当患者因为某个医疗问题被留观，并随即因此入住同一医院，主要诊断就是导致患者来院留观的医疗问题。②从术后观察室入院：当患者门诊术后，在观察室监测某种情况（或并发症）继而入住同一医院，应根据主要诊断定义填写主要诊断。

（17）当患者在门诊手术室接受手术，并且继而入住同一医院作为住院患者时，要遵从下列原则选择主要诊断：①如果因并发症入院，则并发症为主要诊断。②如果无并发症或其他问题，门诊手术的原因为主要诊断。③如果住院的原因是与门诊手术无关的另外原因，这个另外原因为主要诊断。

（18）多部位烧伤，以烧伤程度最严重部位的诊断为主要诊断。

（19）多部位损伤，以最严重损伤的诊断为主要诊断。

（20）中毒，以中毒诊断为主要诊断，临床表现为其他诊断。如果有药物滥用或药物依赖的诊断，应写入其他诊断。

（21）产科的主要诊断是指产科的主要并发症或伴随疾病。

（22）肿瘤：①当治疗是针对恶性肿瘤时，恶性肿瘤才有可能成为主要诊断。②当对恶性肿瘤进行放疗或化疗时，恶性肿瘤放疗或化疗即为主要诊断。③当对恶性肿瘤进行外科手术切除（包括原发部位或继发部位），并做术前和（或）术后放疗或化疗时，以恶性肿瘤为主要诊断。④即使患者做了放疗或化疗，但是住院的目的是为了确定肿瘤范围、恶性程度，或是为了进行某些操作（如穿刺活检等），主要诊断仍选择原发（或继发）部位的恶性肿瘤。⑤当治疗是针对继发部位的恶性肿瘤时，即使原发肿瘤依然存在，仍以继发部位的恶性肿瘤为主要诊断。⑥当只是针对恶性肿瘤和（或）为治疗恶性肿瘤所造成的并发症进行治疗时，该并发症即为主要诊断，恶性肿瘤作为其他诊断首选。⑦肿瘤患者住院死亡时，应根据上述要求，视本次住院的具体情况正确选择主要诊断。

四、其他诊断

在正确选择主要诊断的基础上，亦不应忽视其他诊断的填写。由于其他诊断的不同，判断患者是否伴有重要的并发症或合并症（MCC）、伴有一般的并发症或合并症（CC），或不伴有 CC，以区分患者的病情轻重。同样的病种和治疗方式，由于年龄不同、是否伴有 MCC 或 CC 或者没有 CC 都会影响到患者的最终分组结果。

目前，其他诊断的填报情况同样不容乐观。中国医师对于其他诊断的填写没有相关的要求约束，医师在填写其他诊断时也很随意，不知道什么应该填写，什么不需要填写；编码人员在进行编码上报时，也没有相关的标准和要求，医师填写了的其他诊断，编码人员则编码上报，有部分编码人员甚至医师填写了其他诊断也不编码上报，造成其他诊断填报问题较多，影响了 DRGs 分组结果。

北京市 DRGs 项目组专家结合国际上的相关标准，制定了符合中国国情的其他诊断填报标准和要求。以下就其他诊断的定义及相关要求进行说明。

1．其他诊断定义：住院时并存的、后来发生的或是影响所接受的治疗和（或）住院时间的情况。其他诊断包括并发症和伴随症。

并发症：指与主要疾病存在因果关系，主要疾病直接引起的病症。

伴随症：指与主要疾病和并发症非直接相关的另外一种疾病，但对本次医疗过程有一定影响。

2．其他诊断填写要求

（1）填写其他诊断时，应先填写并发症，再填写伴随病。

（2）患者既往发生的病症及治疗情况，对本次入院的主要疾病和并发症的诊断、治疗及预后有影响的，应视为伴随病填写在病案首页其他诊断栏目内。

（3）如果既往史或家族史对本次治疗有影响时，ICD-10 编码 Z80—Z87 对应的病史可以作为其他诊断。

（4）由于在 2011 版的住院病案首页项目修订说明中删除了“医院感染名称”，因此，一般应该把“医院感染名称”填写在其他诊断。

（5）除非有明确临床意义，异常所见（实验室、X 线、病理或其他诊断结果）应该填写在其他诊断，但无需编码上报。如果针对该临床所见异常又做其他检查评估或常规处理，该异常所见在写入其他诊断的同时要求编码上报。

（6）如果出院时诊断仍为“可疑”的不确定诊断，则按照确定的诊断编码。

（7）要求将本次住院的全部其他诊断（包括疾病、症状、体征等）填全。

五、主要手术和操作

在正确选择主要诊断的基础上，还要强调主要手术和操作的选择，因为在DRGs分组中对于不同的治疗方式会分到不同的DRGs组中。在DRGs分组中，即使诊断相同，治疗方式不同也会被分到不同的DRGs分组中，即手术组、操作组、药物治疗组。按照相关治疗方式进行分组时，主要手术和操作的选择就显得十分重要。既往对于主要手术和操作没有强调其定义和标准，而临床医师也是有的填写、有的不填。手术和操作的项目往往填写不全，特别是诊断性操作，临床医师几乎没有填写的概念。造成主要手术和操作不正确，一般的手术和操作信息大量丢失，无法真正了解临床的全部诊疗情况。为此，DRGs项目组专家制定了主要手术和操作的定义和标准，同时，对于一般手术和操作的填报制定了具体的规范和要求。在2011版前卫生部《关于修订住院病案首页的通知》（卫医政发［2011］84号）中也是首次提出关于主要手术和操作的概念。以下就主要手术和操作的定义及一般手术和操作的相关要求进行说明。

1．主要手术和操作

定义：一般是指患者本次住院期间，针对临床医师为患者作出的主要诊断的病症，所施行的手术或操作。

按照操作的目的，将操作分为诊断性操作和治疗性操作。

诊断性操作：以为明确疾病诊断为目的检查操作。

治疗性操作：以治疗疾病为目的的非手术性操作。

填写手术及操作时应包括诊断性操作和治疗性操作。

2．主要手术及操作的选择原则

（1）主要手术及操作的选择一般要与主要诊断相对应，即选择的主要手术或操作是针对主要诊断的病症而施行的。

（2）一次住院中多次手术、多次操作的情况下，主要手术或主要操作一般是风险最大、难度最高、花费最多的手术或操作。

3．病案首页手术及操作的填写要求

（1）填写手术和操作时，优先填写主要手术。

（2）住院期间多次手术及操作的选择原则：在遵循主要手术及操作选择原

则的前提下，手术及操作填写顺序为：首先选择与主要诊断相对应的主要手术或操作，其他手术及操作按照手术优先的原则，依日期顺序逐一填写。

（3）对于仅有操作的选择原则：患者在住院期间进行多个操作，填写的顺序是治疗性操作优先，首先填写与主要诊断相对应的治疗性操作（特别是有创的治疗性操作），然后依日期顺序逐一填写其他的治疗性操作。之后，依日期顺序逐一填写诊断性操作；如果仅有诊断性操作，尽量选择重要的诊断性操作（特别是有创的诊断性操作）优先填写。之后，依日期顺序逐一填写其他诊断性操作。

（4）填报范围是（除胸部X线检查及心电图外）ICD-9临床版中有正式名称的手术和操作。

六、医疗资源的消耗情况

DRGs分组还充分考虑了在医疗过程中医疗资源的消耗情况，为此，在数据采集中还应该包括以下两项医疗资源消耗较大的数据项目。

1. 重症监护病房名称及进入、退出时间

（1）重症监护病房定义：患者住院期间入住的重症监护室。重症监护室即指医院里一类指定的病房，这类病房配备专门的人员和设备用于观察、照顾和治疗现有或潜在危及生命的疾病、损伤或并发症但具有康复可能性的患者。重症监护室提供维持生命机能的专业技术及特殊设备，同时由医生、护士和其他受过训练或有处理此类问题经验的人员提供服务。

重症监护室名称：CCU——心脏监护室，RICU——呼吸监护室，SICU——外科监护室，NICU——新生儿监护室，PICU——儿科监护室，其他——未列入上述名称的监护室。

按照上述规范的重症监护室中文名称填写重症监护室名称一栏；患者住院期间多次进出同一监护室或不同监护室治疗者，应分别填写。

（2）进入、退出时间定义：患者进入重症监护病房的具体日期和时间。

具体时间要求精确到分钟；患者住院期间多次进出同一监护室或不同监护病房治疗者，应分别填写。

2. 呼吸机使用时间

呼吸机使用时间定义：患者本次住院期间使用呼吸机的时间，如多次反复使用应将时间累加后填入。呼吸机使用时间单位为“小时”。

时间不满1小时，按1小时计算。计算呼吸机使用时间时，不应包括麻醉中呼吸机使用时间和无创呼吸机使用时间

综上所述，北京自2007年以来，在对首页项目标准化的基础上，加大了对首页填报工作各个环节和流程的管理。同时，对首页数据采集也进行了标准化的要求，保证了首页各项数据的科学性、准确性、完整性及客观真实性，对于首页上报的及时性进行了规范要求，为DRGs工作开展奠定了良好的基础。

（焦建军）

参考文献

[1] 中华人民共和国国家卫生部．卫生部关于修订住院病案首页的通知（卫医政发［2011］84号），2011.

[2] 焦建军，王妍艳，张伟硕．医院获得性问题的思考．中华医院管理杂志，2014，(9)：705-707.

[3] AHA，AHIMA，CMS，et al. ICD-10-CM official guidelines for coding and reporting 2014.［2014-9-26］. http：//www.cdc.gov/nchs/data/icd/ICD10cmguidelines_2015%209_26_2014.pdf.

[4] International standard ISO/IEC 11179 Information Technology Metadata Registries（MDR），2003，National Health Data Dictionary，Version 15［S］.

作者单位：中日友好医院医务处，100029

E-mail：jjjiao_303@163.com

第六章 ICD-10 临床版诊断术语与分类介绍

DRGs 分组的依据是患者住院诊疗信息，这部分信息源自住院病历。分组依据信息中最重要的是患者的诊断。执业医师接受过系统的医学专业学习，能够依据诊断学和诊疗规范书写诊断，但在实际临床工作中，即便面对同一种疾病，由于存在病情差异，受限于可利用的诊断技术，医师个人的训练度、经验、技术水平，不同专业学派的观点，甚至于一些管理要求等多种影响因素，导致诊断书写形式及信息表述方式出现很大差异。DRGs 分组的核心思想是基于共性，对疾病和诊断而言，共性体现在类归属的一致性，因此，实施 DRGs 必须选择采用适当的疾病分类方法。美国的 AP-DRGs 采用的疾病分类标准是 ICD-9CM，澳大利亚 AR-DRGs 采用的是 ICD-10AM，德国的 G-DRGs 采用的是 ICD-10GM，加拿大的 CMG 采用的是 ICD-10CA。与他们类似，北京的 BJ-DRGs 采用的是 ICD-10 北京临床版（ICD-10BJCM）。不同 DRGs 模型采用的疾病分类标准虽然各有特色，但都根源于国际疾病分类系统。本章概要介绍疾病分类北京临床版，这个标准是对国际疾病分类标准的一种扩充，相关内容一并在此介绍以助于理解。

一、国际疾病分类概要

（一）国际疾病分类系统的诞生与发展 [1]

早在 18 世纪，澳大利亚杰出统计师 Sir George Knibbs 就开始尝试对疾病进行系统性分类。1891 年，国际统计学会成立了面向死亡原因分类的专业委员会，主管巴黎市统计事务的负责人 Jacques Bertillon 出任主席。1893 年，Jacques Bertillon 将 1853 年提出的一个统一的死亡原因分类方法提交到国际统计学会在芝加哥举行的会议上，这个方法被接受，并被称为 Bertillon 死亡原因分类法，随后，这个方法被多个国家和许多城市采纳。1898 年，在渥太华举行的美国公共卫生协会会议上，美国等北美国家接受了 Bertillon 死亡原因分类法，并建议对其每 10 年修订 1 次。1946 年，WHO 接管了这个分类法的修订工作。自第 6 次修订本开始，这个分类法开始融入疾病分类。1975 年，

WHO发布了名为国际疾病分类第9次修订本的版本，简称ICD-9，这个版本在世界范围内得到了广泛的应用。1992年，WHO发布了第10次修订本，定名为“疾病和有关健康问题的国际统计分类第10次修订本”简称为ICD-10。原来使用ICD-9的国家纷纷转为使用ICD-10，但美国是例外，没有及时跟进的主要原因是其ICD-9CM应用得过于深入，升级代价太高。不过美国还是计划于2014年10月开始采用ICD-10CM。

（二）国际疾病分类系统[2-3]

国际疾病分类法将疾病基本划分为流行性疾病、全身性或一般性疾病、按部位排列的局部疾病、发育性疾病和损伤等几大类。面向全病种的划分式设计确保了疾病分类系统的全包容性，即：任何一种疾病总能在其中找到一个确定类。在确立分类时国际疾病分类主要参照病因、部位、病理及临床表现（包括：症状、体征、分期、分型、性别、年龄、急慢性发病时间等），这些性质分别构成独立的分类基准，称为分类轴心，国际疾病分类是一个多轴心分类系统。在内容上，ICD-10由22章组成，包括：某些传染病和寄生虫病，肿瘤，血液及造血器官疾病和某些涉及免疫机制的疾患，内分泌、营养和代谢疾病，精神和行为障碍，神经系统疾病，眼和附属器官疾病，耳和乳突疾病，循环系统疾病，呼吸系统疾病，消化系统疾病，皮肤和皮下组织疾病，肌肉骨骼系统和结缔组织疾病，泌尿生殖系统疾病，妊娠、分娩和产褥期及起源于围生期的某些情况，先天性畸形、变形和染色体异常，症状、体征和临床实验室异常所见不可归类在他处者，损伤、中毒和外因的某些其他后果，疾病和死亡的外因，影响健康状态和与保健机构接触的因素，特殊目的的编码等。基于ICD-10的分类通过编码标识区分不同的类，基本类通过一个3位类目编码标识，每个类目可进一步划分多达10个亚目，亚目用第4位码标识。编码的第1位码使用字母，第2位到第4位各用一个数字，第4位与第3位之间用一个小数点分隔。例如编码“H25.0”，“H25”是类目，这个类目规定所有“老年性白内障”通过“H25”标识出来。“H25.0”通过第4位数字“0”对“H25”进行细化，成为其一个亚目，“H25.0”规定“老年性白内障”中的“老年性初期白内障”归类在这个亚目下。亚目比类目具有更多的细节，但亚目一定归属到某一个确定的类目。ICD-10的分类具有分层细化结构，并且编码具有互斥性，一种疾病情况只能在一个类下找到恰当编码。有些类目并没有细化的亚目，例如：“A33”表示“新生儿破伤风”类，该类下就没有设置亚目，在需要编码位数平齐相等时，统一采用“X”作为占位使长度相等，为与亚目宽度平齐，“A33”将写作“A33XX”。有些亚目有更进一步细化的建议编码，用第5

位表示，例如：用“0”表示闭合性损伤，用“1”表示开放性损伤，但这只是建议。在应用ICD-10对肿瘤进行编码时需要用到“国际疾病分类肿瘤学专辑”（ICD-O），其编码被称为肿瘤形态学编码，由5位数码组成，前4位用以标明肿瘤的组织学类型，第5位表示动态，第5位之前用一个斜线与前4位分隔。

二、国际疾病分类在中国的发展与应用

在WHO推荐下，经前卫生部批准，我国于1981年在北京协和医院成立了WHO疾病分类合作中心，通常简称为疾病分类中心，目的是在中国推广应用国际疾病分类。在医疗机构中采用国际疾病分类经历了两个阶段，分别是ICD-9应用阶段和ICD-10应用阶段。

（一）ICD-9在中国的应用

中国自1987年开始推广应用ICD-9，但正式应用是在1990年后。1990年3月20日，前卫生部发布《关于医院使用统一的病案首页的通知》（卫医司字［1990］第15号），要求全国的医疗机构在填写病历首页时采用ICD-9。为确保此项工作的规范性和权威性，疾病分类中心编写了“疾病分类与代码”。1993年5月14日，国家技术监督局批准“疾病分类与代码”为国家推荐标准GB/T 14396—1993，等效采用WHO-（ICD-9）《国际疾病分类》第9次修订版。1994年1月1日，国家技术监督局颁布实施该标准。20世纪90年代后期，ICD-9在中国的很多医院中得到应用。

（二）ICD-10在中国的应用

2001年，前卫生部发布新的病案首页并下发《关于修订下发住院病案首页的通知》（卫医发［2001］286号），要求住院病案首页的填写采用ICD-10[4-5]。此后，全国范围内的医院纷纷由应用ICD-9转为应用ICD-10。为配合这项工作，国家质量监督检验检疫总局将GB/T 14396—1993修订为“疾病分类与代码”GB/T 14396—2001等效采用WHO-（ICD-10）《疾病和有关健康问题的国际统计分类》第10次修订本[6]。GB/T 14396—2001，共收录1万多条类目、亚目说明。标准的主体内容包括：3位代码类目表，疾病分类4位代码表和肿瘤形态学分类代码表3部分。为在中国应用ICD-10，1996年5月，疾病分类中心根据WHO 1992年出版的国际疾病分类第10次修订本翻译完成《疾病和有关健康问题的国际统计分类 第10次修订本》3卷中译本。为便于医院应用ICD-10，前卫生部统计信息中心委托疾病分类中心于2001年7月编辑完成

《国际疾病分类（ICD-10）应用指导手册》[7]。该书收集了北京、广东、四川、黑龙江省及军队系统的几家有较大影响医院的数据库中的条目，经过整理、核对、筛选编撰完成，书中汇集了大约1万条疾病条目，对每个条目赋予一个与WHO ICD-10编码同形的6位（不包括小数点）编码。2005年，WHO在日内瓦正式出版《国际疾病分类第10次修订本（ICD-10）》第2版，疾病分类中心主任董景五于2008年6月编译出版了对应的第2版中译本。

（三）国际疾病分类在中国的应用状况

从1990年开始推广应用ICD-9到2001年后推广应用ICD-10，国际疾病分类虽然在中国全国范围内的医院中得到应用，但应用领域比较窄，影响度并不高，除了病案管理专业人员和医院统计人员，知道这个分类的人并不多。在专业应用方面，疾病分类主要用在死亡原因登记报告和病历首页数据填报，医院内部的应用限于选择性采用疾病分类标准制作病历的疾病分类检索卡片，用于查找病历。与疾病分类最直接相关的统计工作是前卫生部163种疾病统计表的制作，这个标准统计表通过统计码与ICD-9码的定义关系间接使用ICD，不用ICD编码也可以通过统计码直接实现报表统计制作。另一个重要应用是在等级医院评审中的病种统计采用ICD编码，但其病种只有100种左右。推广ICD-10后，“163表”发展成173种疾病统计表[8]，但同样可以使用统计码替代ICD-10编码直接统计。此外，医保管理中的单病种定义也采用了ICD编码。近年来，随着卫生体制改革和卫生管理的信息化建设，疾病分类工作开始逐渐受到重视，在以北京为首的一些大城市，卫生厅、局等卫生管理部门开始直接采集ICD-10编码。北京在应用DRGs后，疾病分类编码成为了关键数据，得到空前的重视。

三、国际疾病分类北京临床版

（一）ICD-10的扩展需求

国际疾病分类系统的建立目的是“允许不同国家或地区以及不同时间收集到的死亡和疾病数据进行系统的记录、分析、解释和比较”[9]。“ICD既不打算也不适用于为不同的临床项目做索引。ICD在用于财务方面的研究上，如开账单或资源分配，也有某些限制”，这是在ICD-10第二卷中关于ICD-10用途的概括描述。ICD能够适用于多种不同的应用，但它无法满足各种用户的全部需要。为了满足某些专科的详细分类、描述健康方面的功能和残疾问题、健康干预和接触理由等，1989 年后 WHO 发展出健康分类“家族”概念，并逐渐形成一套整体的分类产品，这些分类方案享有相似的特征，并能在健康和保健系统的各个方面单一或联合提供信息，形成 WHO 和国际分类家族网（WHO-FIC）。虽然这种 ICD 体系的系统性扩充使其应用范围有所扩大，对某些专科应用的细化要求有所支持，但 WHO 制定的国际疾病分类标准主要仍是为宏观的流行病学、疾病统计、死因统计和国际交流比较服务，这种需求导致其分类不需要太细，编码数量不需要太多。如果应用超出上述范围，例如应用于医学临床、DRGs 等，则需要更能反映学科问题的细化分类，仅仅直接采用 WHO ICD 包括其分类家族，都难于满足更深层次的应用需要。出于这个原因，许多国家都在 WHO-ICD 基础上，根据国情和实际工作需要修改制定细化的分类标准，适当进行增补、删除和扩展，并将增强后的版本定为临床修订版或国家版本。例如美国采用 ICD-9CM（即将采用 ICD-10CM），加拿大采用 ICD-10CA，澳大利亚采用 ICD-10AM，德国采用 ICD-10GM 等。

从 DRGs 的分组模型可以清楚看出，它对疾病分类有更高的分类精度要求，编码必须更加细化，以确保在启动 DRGs 应用后，疾病分类编码数据质量符合 DRGs 分组工作要求，以准确反映和区分患者病情。

（二）国际疾病分类北京临床版的研发过程 [10]

2005 年 8 月，12 家北京大学附属医院和教学医院加入北京 DRGs-PPS 项目组，启动了国际疾病分类（ICD-10）北京临床版（以下简称“北京临床版”）的研发工作。北京临床版在研发阶段主要参考了 WHO-［ICD-10（2005）］、《疾病和有关健康问题的国际统计分类》第 10 次修订版中译本、疾病分类与代码（GB/T14396—2001）、国际疾病分类（ICD-10）应用指导手册、澳大利亚 ICD-10AM、部分北京地区医院的疾病分类字典库以及卫生信息中心积累多年的出院患者调查表中的诊断和编码资料，研发后期还参考了 ICD-10CM 和前卫生部统编教材第 6 版，并对临床版结构模型和术语使用进行了必要的修改。北京临床版研发成形后，在 12 家参与北京 DRGs-PPS 项目组的医院中进行了试用，证明应用可行，且效果稳定。

2006 年底，北京临床版接受了推广使用前的可行性论证。论证工作由北京国际疾病分类中心主任董景五主持，前国家卫生部信息中心负责人，WHO 驻北京办事处代表，中国医院协会病案管理委员会刘爱民主任委员、胡燕生副主任委员、唐兴饶副主任委员，以及北京大学公共卫生学院的专家等参加了论证工作，经过严肃、认真、科学的评议，ICD-10 北京临床版通过了专家会议评审。

2007年，在北京市卫生局的领导下，先后对全市三级、二级医院的编码和病案管理人员进行了系统培训和应用推广工作，自2008年1月起，实现了全市二级以上医院统一使用ICD-10北京临床版。ICD-10北京临床版专家组秉承持续改进的理念，与全市专业人员一道不断修改完善ICD-10北京临床版，使这个版本发展成为一个实用、有效的应用版本，被全市医院接受。

（三）国际疾病分类北京临床版系统

国际疾病分类临床版是在疾病分类标准版基础上根据本地（本国）实际临床应用需求情况进行系统性扩展而得到的版本。临床版的建立有前提和基本要求，包括：编码不能与标准版冲突，能够以适当的方式继承和沿用标准版的编码原则，能够简便快速地转换到标准版，不能影响对标准版的使用等。疾病分类北京临床版建立的技术目标是为提高编码数据精度而对编码分类进行细化扩展。编码细化的动力主要来自两个方面，其中一个是临床医生根据临床工作对诊断的表述需求。国际疾病分类对其用于类划分的编码有对应的文字说明，这些说明文字有些与诊断名称相同，有些类似诊断名称，有些则与诊断名称相去甚远。在应用疾病分类编码时，一个很自然的需求就是要让实际临床诊断在形式上和内容上靠近疾病分类[11]。而在实际工作中的情况正好相反，需要接纳一些规范术语或事实标准应用短语，并以之为基础形成与编码对应的诊断名称。这样做的结果必然导致可能有多个侧重不同临床病情的诊断名称归属于一个亚目下，为在编码上区分这些诊断名称，需要为每个诊断赋予一个独立编码，即：产生分类编码的细化扩展码。另一个编码细化动因来自于对分类和编码的应用。国际疾病分类系统具有预设的分类轴心、固定的轴心使用顺序及测度。这些规则并不是普遍适用的，WHO在疾病分类系统的说明中特别说明了这一点。其他统计模型，例如DRGs，虽然也是基于病种分类，并且借助了国际疾病分类模型，但在细节上是有差异的，消除这种差异的一种技术手段就是对国际疾病分类进行细化扩充，从而产生细化编码。临床工作需求、分析模型需求与国际疾病分类系统基本设计等因素交织在一起，导致临床版设计的复杂性，也使临床版有机会形成特殊性并带来特殊应用价值。下面是国际疾病分类北京临床版的主要理论和技术设计。

1. 编码的细化扩充模型

北京临床版编码的细化扩充通过3种途径实现：

（1）实际诊断名称的标准化与细化编码指派：包括征集医院实际诊断名称、术语标准化、行业用语匹配、教学用语匹配、疾病分类原则约束等步骤，最后制定标准诊断名称并赋予细化编码。

（2）DRGsS 模型诱导细化：根据 DRGsS 分组定义，将需要拆分或细化的病种设立为诊断名称并赋予细化编码。

（3）分类说明转化：根据疾病分类编码说明中已经提到或建议细化的内容直接将之扩展为诊断名称并赋予细化编码。

2. 扩码的技术方法

扩码的技术有很多种，北京临床版主要采用了 5 种扩码技术，包括：①顺序扩充，②结构化扩充，③标准细目扩充，④轴心引导扩充，⑤转接继承。

3. 细化分类的定义方法

任何编码都有编码定义。国际疾病分类编码的定义是通过划分结合编码条目下的文字说明实现的，类目定义通常有编码说明文字，亚目定义更多采用划分，每个亚目编码通常都会继承其所属类目编码的定义并且通过引入新的划分原则使自己区别于同类目下的其他亚目，有的亚目定义内容会与其归属类目定义发生冲突，或类目定义不完善，这时 ICD 则通过使用“包括”和“不包括”等进行限定或排除。北京临床版没有增加类目和亚目，只在亚目下进行细化扩充，因此，北京临床版细化编码的定义首先是严格继承其所归属的类目和亚目的定义，其本身的定义通过编码对应的诊断名称或诊断名称及其归属的细目说明共同实现。北京临床版在疾病分类编码定义上的一个重要特点是通过细化编码反向“枚举约束”上层编码定义。“枚举约束”是在亚目编码下开列所有可用的细化编码和拟定允许使用的规范的实际诊断名称，用这些细化编码和名称明确亚目定义，原有的编码说明文字则用于理解分类设置。“枚举约束”定义法使亚目定义更加明确，编码精度提高。“枚举约束”定义法可以支持 DRGs 的疾病编码域定义和条目定义等两种分组定义方法并保证其具有足够的灵活性，这种技术是 DRGs 本地化的重要必备手段。在应用时，临床版强制要求编码人员使用而且只用临床版规范的标准诊断名称和标准编码，禁止自造诊断名称和编码，使编码人员在编码时必须明确标准编码和诊断名称的含义并做出正确选择，当编码员难于做出选择时，必须通过编码维护机制寻求帮助或通过固定流程机制增加新诊断名称和编码。“枚举约束”设计使编码工作的规范性和数据质量得到极大提高，同时保障编码结果的稳定性。

4. 编码形式设计

北京临床版的编码在形式上采用 6 位以上长度的变长码。长度为 6 位的细化编码通常是采用了顺序扩充或标准细目扩充方法获得，长于6位的编码多是因为采用了结构化扩充、轴心引导扩充或转接继承等方法获得。北京临床版仍然沿用国际疾病分类编码体系中的星号、剑号编码方式，其中星号编码使用到亚目，不进行细目扩充，而剑号编码将进行细化扩充。此外，北京临床版中的肿瘤形态学编码采用《国际疾病分类肿瘤学专辑》（ICD-O）第3版，而不是第2版。形态学编码形式上将组织学编码增加2位进行细化，总编码长度因而增加到7位，原第5位动态编码的含义和形式保持不变。

5. 严格向国际标准兼容

ICD-10编码系统采用的是分层结构，对3位数类目和4位数亚目的编码予以保留，但对第5位或后继位数水平的使用和补充细分是开放的。与其他国家的临床版不同，北京临床版遵守WHO-（ICD-10）的编码扩充原则，没有增加类目和亚目，扩充仅限于细化已定义的类目和亚目，通过第5位后的位数进行扩充，这种设计确保临床版的编码在截取前4位码时能够符合WHO-（ICD-10）的要求并保持同层编码意义不变，从而保证在进行高质量细粒度编码的同时保持标准编码的数据交换与共享能力，并且不对其他基于标准编码开展的统计工作造成影响，确保既有数据资料的连续可用，也使人员培训更加容易，对现有工作的冲击最小。

6. 北京临床版的实体形式

国际疾病分类北京临床版由临床版字典库、编码说明和编码索引3部分组成。字典库存放于一个Excel文件，其中有两列，一列是实际诊断名称，另一列是对应的细化编码。字典库供各应用部门导入本地计算机系统后使用或通过Excel软件打开直接参照使用。字典库的第1版完成于2006年12月28日，此后不断升级，截止到2013年12月共升级9次。编码说明第1版完成于2006年12月，此后多次修订，截止到2013年12月修订完成第5版，编码说明3册一套。编码说明与ICD-10原版的章节编排基本相同，但肿瘤形态学没有单设章节，而是与第二章排在一起，以便于使用。将细化编码的定义通过编码说明表述出来，如图6-1所示。其中灰色背景部分为实际诊断名称和细化编码。定义的约束关系清楚明白，一目了然。这个例子可以说明：如果没有这种形式，使用者就不容易知道“唇红缘的皮肤原位癌”没有包括在“唇皮肤原位癌”的诊断中；另一方面，编码“D04.0”对于北京临床版仅指“唇皮肤原位癌”这一个诊断和“D04.001”这一个细目编码，定义是明确的。编码索引由上、下两卷组成，上卷是基于编码顺序的反向确认索引，见图6-2。依据上卷，

D04　　皮肤原位癌

不包括：凯拉增殖性红斑（阴茎）NOS（D07.4）
　　　　原位黑色素瘤（D03.-）

D04.0　　唇皮肤原位癌

不包括：唇红缘（D00.0）

	唇皮肤原位癌	D04.001
D04.1	眼睑（包括眦）皮肤原位癌	
	眼皮肤原位癌	D04.101

图 6-1　北京临床版编码说明结构举例

A01.2　　感染（性）（机会性）（另见炎症）
　　　　→沙门菌（亚利桑那）（猪霍乱）（ 小肠炎）（鼠伤寒）→
A01.2　　副伤寒→乙热，发热→副伤寒→乙
　　　　　　A01.201　　　　副伤寒乙

图 6-2　北京临床版索引上卷编码主导词反向索引举例

感冒
　感冒→病毒性
　　　　病毒性感冒　　J00XX01
　　　　胃肠型感冒　　J00XX03
　感冒→普通（头部）
　　　　感冒　　　　　J00XX02

图 6-3　北京临床版索引下卷主导词限定词索引举例

编码人员可以知道某个亚目能够通过多少种途径找到，由于索引有辅助理解编码作用，知道了检索途径就可以从关键词限定过程检验编码，因此对于编码的正确性核对具有重要意义。下卷是主导词、限定词索引，结构上与 WHO-ICD 的索引卷相似，但可以直接找到标准诊断名称和细化编码，见图 6-3。

7. 北京临床版的特殊编码原则

应用国际疾病分类，有一些编码原则需要遵守，例如疾病的主要情况选择原则等，在使用北京临床版时同样需要遵守这些原则。除此之外，北京临床版还有自己的一些特殊编码原则，主要的编码原则概括如下：

（1）在编码时只允许使用标准字典库中的名称和编码，不得擅自增加编码和名称，确需增加者需要通过编码维护机制。

(2) 肿瘤诊断和编码采用临床诊断与病理诊断分别书写和编码的方式进行，通过双条目编码确保信息完整；与之配套的设计是在肿瘤的标准临床诊断名称中避免混用病理诊断术语。

(3) 肿瘤诊断编码原则：肿瘤确诊和（或）手术当次住院，主要情况应选肿瘤诊断和编码；非手术或确诊次住院，例如因化疗等住院，则主要诊断应选化疗等接触因素诊断名称并编码，同时在其他诊断中编写原肿瘤诊断编码。

(4) 主要诊断只选一个并且准确编码，诊断书写和编码要求必须符合ICD-10 编码原则，其他诊断完整填写并完整编码。

(5) 特殊的“术后”编码原则：表示某部位实施了手术的诊断和编码应从“Z98.8”的诊断名称和编码表中选取，同时应将原疾病的诊断和编码填入其他诊断中。

(6) 对并发于妊娠、分娩和产褥期的其他特指的疾病和情况，在编码时需要先编一个概括性编码，然后将具体合并症直接编入其他诊断。

(7) 患者病历首页中的其他诊断只能是对患者本人疾病和健康状态的诊断，如果需要记录非本人的诊断信息，需要在首页中另设条目而不能混记于此。

北京临床版的特殊编码原则是对国际疾病分类编码系统细化后的编码原则补充。

8. 北京临床版的编码方法

在使用北京临床版时，编码方法与采用国际疾病分类时的编码方法基本相同，而且更方便一些。WHO-（ICD-10）标准编码方法概括为 3 步：①选择主导词；②查索引卷（三卷），通过限定词找到编码提示；③核对类目表（一卷）中的类目说明，找到需要的 ICD-10 编码和特定的编码说明。对于经验丰富的编码员，很多情况下可以直接进入第 3 步。完成上述步骤得到的是编码（类目或亚目）和一个对应编码的文字说明。北京临床版的编码方法也分 3 步：①选择主导词；②查索引卷（三卷），通过限定词找到编码提示，或查临床版索引下卷，通过限定词找到标准诊断名称和细目编码；③核对临床版手册类目表中的类目说明，从对应的诊断编码表中找到标准诊断名称和细目编码。对于经验丰富的编码员，很多情况下可以直接进入第 3 步，也可以直接从编码字典库中直接选取标准诊断的名称和细化编码。完成上述步骤得到的是细化编码和一个标准诊断名称。采用临床版后可以建立基于临床版字典库的辅助编码程序，进一步方便编码和录入工作。

（四）疾病分类北京临床版维护机制和体系建设

WHO为国际疾病分类（家族）设置了专门的维护机构，各国在开发自己的临床版后也都建立了相应的维护机构，根据实际工作需要不断维护更新。由于临床版分类更细、更直接地面对临床工作，维护需求更为强烈，因此，北京在开发出临床版的同时也建立了一整套维护体系，包括设立专家组、安排值班员、设置邮箱和开设互联网平台等。北京临床版专家组成立于2007年，主要由来自30多家医院的资深编码员组成。在卫生信息中心常设一个岗位，由各医院轮流派遣一位工作人员作为值班员，通过固定电话辅助解决编码问题。北京临床版专家组特设一个专用邮箱，收集医院编码工作中发现的问题和编码修改建议。借助全市联网的统计信息平台，专家组及时发布编码问题解决方法和编码标准更新情况，及时有效地支持医院编码工作。

此外，还建有一套维护编码的工作机制，包括：①建立编码工作的常设支持流程：医院编码员通过邮箱提问或在值班员辅助下完成提问；专家组定期开会讨论并指导编码工作，寻求疑难编码解决方案，或根据需要对字典库做出维护和升级；通过统计信息平台回答问题和发布标准。②定期研讨：通过定期召开研讨会，交流经验，面对面集中汇总出现的问题，寻求解决方案，通过研讨会在必要时完成相关的培训。③定期检查：通过到全市各医院现场督导检查，发现编码问题，解决问题并现场提出指导意见。④持续改进：根据实际编码需求及DRGs分组器需要以及统计工作需要，及时更新编码手册和编码字典库，不断发展和完善编码标准。

（五）疾病分类北京临床版的临床诊断术语论证工作

国际疾病分类编码工作通常由职业编码员完成，编码员是掌握一定医疗基础知识的特殊技术人员，按照国际疾病分类体系的编码规则实施编码，通常可以满足一般卫生统计要求。但是，在将疾病分类编码用于诸如DRGs等更复杂、更贴近临床工作的应用时，仅凭标准编码体系和一般编码原则与技术，所产出的编码结果很难符合高级应用的要求。提高编码员水平的一般方法无非是组织编码培训和在编码工作实践中积累经验，但北京临床版在设计时提出了一个重要方法就是让编码工作靠近临床，通过医生参与到编码工作中与编码员的互动交流，提高编码质量，使编码更准确、更完整，能够富含更多信息。

ICD-10形成于20世纪90年代初期，距今已20多年，20年中临床医学历经高速发展变化，许多疾病诊断随着技术的进步和学科的发展，发生了不同程度的变化，而国际疾病分类系统并不能及时响应这些变化，例如：在ICD-10

编码体系中目前仍在使用胰岛素依赖型糖尿病和非胰岛素依赖型糖尿病等，而在临床上这些名称 10 年前就换成了 1 型糖尿病和 2 型糖尿病；ICD-10 编码分类的轴心也会与临床的需求出现差异，例如：疾病分类系统急性心肌梗死是以部位作为轴心并划分为前壁急性透壁性心肌梗死、下壁急性透壁性心肌梗死等，而目前临床多采用以心电图报告为轴心的划分方法，并命名为 ST 段抬高型心肌梗死和非 ST 段抬高型心肌梗死等。因此，在应用国际疾病分类系统编码时应当设法使编码名称术语靠近临床，让临床医生接受，最终提高编码质量。

为了缩小疾病分类编码与临床实际工作的差距，北京临床版在研发、维护时曾采取过许多办法。在研发初期采取的方法是从各医院收集实用诊断名称字典库并采集诊断名称条目，通过归并、筛选使条目术语规范，但各医院的实际诊断名称条目是针对各医院编码形成的，并不能代表临床专业需求。此后又采取诊断名称条目与医学统编教科书匹配的方法，但在实践中发现实际临床术语使用并不完全以教科书为准，教科书也存在落伍于临床医学发展的问题，此方法仍无法保证编码名称术语与临床需求密切结合，无法得到临床医生的广泛认可。为此，2013 年北京市医院管理研究所 DRGs 项目组牵头组织北京市数十家医院的数百位临床专家，对北京 DRGs 分组器和北京临床版进行了大规模专项论证，分 33 个临床专业对临床版中的名称条目进行审阅，增加、删除、修改了数千处，一些过去难于解决的专业问题在本次论证中得到了解决。

本次论证主要解决了 3 个方面的问题。

首先，核准了在用的基本诊断名称，协调了各临床专业的诊断名称使用以及临床与疾病分类编码名称的规范性使用问题。不同临床专业对同一诊断名称的使用存在术语规范和统一问题，以“压疮”诊断为例，普通外科专业按“期”划分压疮，例如“Ⅳ期压疮”，而康复专业以《脊柱脊髓损伤现代康复与治疗》和《临床康复学》等为依据将压疮按“度”划分；有些术语与使用的技术深度有关，例如心功能分级，多数临床专业只简单采用心功能Ⅰ—Ⅳ级划分方法，而心血管专业则需要清楚注明分级类型为 NYHA 分级还是 Killip 分级；不同专业的书写说明方式也不同，例如对于肺结核，呼吸专业有“肺结核（涂片阳性）”诊断，而传染病专业相应的诊断则采用“肺结核（仅痰涂片证实）”的书写形式。疾病分类系统的名称与实际临床工作中的名称在使用中也存在差异，疾病分类系统中经常采用一些翻译名称或旧名称，例如：“巴尔通体病”传染病专业实际使用“猫抓病”；“沃 - 弗综合征（脑膜炎球菌性肾上腺综合征）”新生儿专业的临床常用名为“华 - 弗综合征”；疾病分类系统采用“随后性心肌梗死”，而心内专业采用“再发心肌梗死”。通过论证不仅统一了临床与疾病分类术语名称，也使临床专业之间的术语使用更加规范统一，为后续工作打下基础。

其次，通过这次论证，建立了北京市DRGs论证专家委员会，为北京DRGs工作和北京临床版的持续发展奠定了重要基础。原来以编码专家为主进行维护的系统升级为临床专家与编码专家一同维护的双层系统。当医院在使用临床版编码遇到诊断书写问题时，需先将问题提交给临床专家委员会，由临床专家判定是否需要新增诊断名称抑或选择使用合适的在用名称，如果需要增加新名称，则将新名称与临床解释一起交给编码专家，由他们增加正确的编码，然后通过统计信息平台统一发布使用。经过专家委员会论证的新名称一经发布，可同时规范临床医生的诊断书写与编码员的编码两个环节。临床专家委员会确保了今后临床版的术语在临床与编码两个领域的规范和可用。

最后，本次论证将临床医生可以接受的诊断名称分专业固定下来，形成正式文档，从而为后续相关临床术语工作提供基础资料，为未参加本次论证的临床医生提供规范性术语参考，也为基本诊断名称在全国范围内使用提供重要资料和工具，使更多的临床医生可以共享本次论证成果，为临床术语工作提供便利。根据分专业的基本诊断名称所固定的条目做出编码，可以在很大程度上规范编码员的编码工作。因此，本次论证工作对疾病分类编码工作是一次巨大的推动，也是重要的基础性工作。

（六）疾病分类北京临床版研发体会

ICD-10北京临床版从研发到推出应用至今，已经在北京及北京以外地区取得了成功。研发与支持一个编码系统应用是一个复杂的系统工程，诸多因素都会影响编码系统的成败。

首先，编码系统设计必须科学、实用。临床版扩展自WHO标准ICD系统，在架构设计上获得了技术性便利并且继承了成熟的技术，但同时临床版所面临的深层次应用问题却无法从标准版中找到现成的答案，有些问题标准版甚至起到了阻碍作用，因此，必须在编码理论指导下进行科学、有效的模型设计与扩展并通过投入实际工作应用，在使用中反复修改、调整，才能使体系完善。在设计上必须充分考虑实际工作需求与条件，临床版的一个重要思想是通过靠近临床医生的工作来提高编码精度，事实证明这是非常成功的，但要达到这一目标需要克服许多困难，解决许多实际问题，例如诊断名称的规范问题就非常难于解决，因此编码模型就必须有充分的适应能力，架构必须坚固，模型的科学与否非常关键。北京临床版在应用初期，最短间隔半个月就需要进行上千处的修改，前期平均3个月一次修改，经过持续不断地努力，到后期可以做到15个月修订一次，而且修改数量从上千处减少到百处以内。

其次，政府主管部门的支持与推动确保新编码系统能够有机会走出困境，最终成功。由于编码工作是医院的日常工作，每天都要进行，研发初期大量出现的问题使许多医院对新编码系统产生疑问和动摇，但是作为管理方，北京市卫生局一方面通过设立日常督导检查，持续不断地检查推进医院工作，推动医院坚持应用，另一方面从研发应用的各个方面组织修改，通过持续不断地努力使整个工作最终稳定下来，并取得了成功。

再次，多方协调、协作使工作进展平顺。一个新的编码系统投入使用，研发、培训、日常运行维护、沟通等项工作以及医生、编码员、院领导、政府部门、研发团队、评价部门等各方，都需要密切协作，相互支持。新出现的问题必须迅速寻求解决方法，一旦获得解决方法，必须尽早发布并调整工作流程。同时要尽早安排培训，且培训不仅限于编码员，有关内容也需及时告知医生；修改的结果还必须及时通知数据的使用方，使之有充分的时间来调整数据报送和处理程序。只有这样，才能使整个系统协同运转。

最后，及时、广泛、深入地应用数据，促进编码系统建设水平迅速提高。编码是数据，编码的目的是为了支持数据使用，使用得越广泛、越深入，发现问题的可能性就越大，而及时地解决这些问题，才能使编码系统迅速地成熟、提高。疾病分类编码用于 DRGs 分析评价，其评价结果引来包括医院领导和医生等多方面对 DRGs 的关注，进而引发对疾病分类编码和数据质量的关注，在检讨这些工作的同时发现编码工作的深层问题，而解决这些深层问题使编码水平得以迅速提高，并使数据质量提高，后者又使 DRGs 的评价更加准确可信，从而进一步扩大其影响力，提高其使用价值。

总之，建立一个新的编码系统并成功应用并不是一项简单的工作。科学研发编码系统是基础，良好的组织管理、持续不断地改进和克服困难、坚定不移地推动，才能最终取得成功。

（黄　锋）

参考文献

[1] World Health Organization. History of the development of the ICD. 2014. http：//www.who.int/classifications/icd/en/HistoryOfICD.pdf?ua=1.

作者单位：北京大学人民医院病案统计室，100044

E-mail：huangf_33@163.com

[2] 董景五．疾病和有关健康问题的国际统计分类第 10 次修订本第一卷．北京：人民卫生出版社，2008.

[3] 董景五．疾病和有关健康问题的国际统计分类第 10 次修订本第三卷．北京：人民卫生出版社，2008.

[4] 中华人民共和国卫生部．2010 国家卫生统计调查制度．北京：中国协和医科大学出版社，2010：81，91-96，390-395.

[5] 中华人民共和国卫生部．2013 国家卫生统计调查制度．北京：中国协和医科大学出版社，2013：103-113，137-142，439-447.

[6] 中华人民共和国国家质量监督检验检疫总局．疾病分类与代码 GB/T14396-2001. 北京：中国标准出版社，2004.

[7] 卫生部卫生统计信息中心，北京协和医院世界卫生组织疾病分类合作中心．国际疾病分类（ICD-10）应用指导手册．北京：中国协和医科大学出版，2001：5-17.

[8] 中华人民共和国卫生部．2007 国家卫生统计调查制度．北京：中国协和医科大学出版社，2007：397-403，500-505.

[9] 董景五．疾病和有关健康问题的国际统计分类第 10 次修订本第二卷．北京：人民卫生出版社，2008，2：8-11.

[10] 黄锋，陈剑铭，郭默宁，等．ICD-10 北京临床版的设计与实现．中华医院管理杂志，2011，11（27）：835-838.

[11] 黄锋，杨健，赵恩慧．基于诊断名称的疾病分类转换．中国医院管理，2003，8（23）：30-31.

第七章　ICD-9 手术操作分类临床版介绍

一、背景及设计

（一）手术操作分类概述

ICD 的产生及发展已有 100 多年的历史，早期的国际疾病分类并没有手术分类，但随着人们对医学的认识以及对医院病案信息加工的深入，使得人们认识到，需要有一个编码系统作为国际疾病分类的补充，因此，美国在 1959 年就编辑了手术操作分类作为 ICD 的补充。手术操作分类是医院病案信息加工、检索、汇总、统计的主要工具之一。无论是在医疗、研究、教学、管理，还是在医疗付款、临床路径、医院评价等方面的应用，手术操作分类同疾病分类一样具有同等重要的作用[1]。后来，WHO 认识到各国对医疗操作分类的要求，于 1978 年出版了试行的《国际医学操作分类》（International Classification of Procedures in Medicine，ICPM），包括诊断、检验、预防、外科手术、其他治疗和辅助过程等，但此后 WHO 并未对它进行更新。因此，各国根据本国需要研发符合各自国情的手术操作分类系统，如：德国开发了《医疗操作分类编码》，简称“OPS”；英国开发了《外科和手术与操作分类》，简称“OPCS 4”；澳大利亚、加拿大、法国等国均开发了适合本国使用的分类系统[2]。

（二）国际疾病分类第 9 版临床修订本手术与操作（International Classfication of Diseases Clinical Modification of 9th Revision Operations and Procedures，ICD-9-CM-3）的发展历程

1978 年，美国国家卫生统计中心根据各方面的需求，组织了许多学术组织修订和出版国际疾病分类第 9 版的临床修订本。“临床”两字强调了它修订的内容更适用于疾病数据的报告、报表的编制和资料的比较。它有助于内部或外部对医疗服务的及时性和适当性进行评估。ICD-9-CM 共分为三卷，第一、第二卷完全与 ICD-9 兼容，但在编码的第 5 位数上对 ICD-9 进行了增补。第三卷则是对国际医疗操作分类的改编，为了保持其与临床和当代科学的同步发展，每年都对 ICD-9 -CM-3 进行修订和补充，纠正错误并增加新的条目，所列

内容更新更全。

ICD-9-CM-3原有16章，编码范围为01—16、18—99，其中00和17编码没有使用。随着手术操作技术的不断发展，介入操作在临床中应用广泛，于是在2004年增加操作和介入章节，启用编码00；2009年增加其他各类诊断性和治疗性操作章节，编码17，至此数字00—99编码码段全部使用。

（三）ICD-9-CM-3与ICPM的区别

ICPM的第五章主要来源于美国的手术操作分类资料，而ICD-9-CM-3又是在ICPM的第五章的基础上进行细分，并得到了WHO的承认，二者之间既有共性，亦有不同。

ICPM共分两卷：

第一卷

第一章　医疗诊断操作

第二章　实验室操作

第四章　预防性操作

第五章　手术操作（主要来源于美国的手术操作分类资料）

第八章　其他治疗性操作

第九章　辅助操作

第二卷

第三章　医用放射学和某些用于医疗的物理学

第六、七章　药物、药剂和生物制品

ICPM每卷除有一个类目表外，均有独立的索引。其分类特点是在各章编码前面都加上章号，如："胆囊切除术"是第五章的内容，因此采用"5-510"，横线前的"5"表示第五章。ICPM是WHO在手术分类方面的第一次尝试，使得它存在先天不足，分类轴心除第五章手术操作外，其余各章都是以操作方式为轴心，其结果是将一个部位的各种操作分散至各章中，导致其分类科学性不好，分类系统尚不健全，这样使用起来不方便。更为严重的问题是更新不及时，至今仍未予以修订，因此无法推广使用。

ICD-9-CM-3是将ICPM两卷书进行合并，只有一个类目表和一个字母索引表，它保留了ICPM第五章中所有01—86的3位数编码的内容，而非手术性操作从手术操作中分离出来，使用87—99类目归入各种诊断性和治疗性操作中。其分类轴心以解剖部位为主，将ICPM中同一解剖部位分散在不同章节的各种操作都归入一个解剖部位之下。ICD-9-CM-3去除ICPM的章号，增加了第4位的细目编码，从而扩大编码条目，编码的精准度有所提高。

（四）ICD-9 手术操作分类北京临床版的设计

ICD-9-CM-3 手术操作分类系统的编码组织结构沿用 ICD-9 的三层树型结构，如图 7-1 所示，第一层是类目，编码形式采用 2 位数字（00—99）；第二层是亚目，编码形式采用 1 位数字（0—9）；第三层是细目，编码形式采用 1 位数字（0—9），部分亚目中未定义该层细目。每个细目作为最终分类，同时可以包括同类手术操作的不同术式。该分类体系聚类性强，便于数据统计，但存在编码精度较粗不利于深层次应用的问题，在实际应用方面，临床、科研需要精度较高的编码 [3]；另外，亚目和细目的名称或描述仅作为分类指导使用，与临床实际的手术操作名称有一定差距。

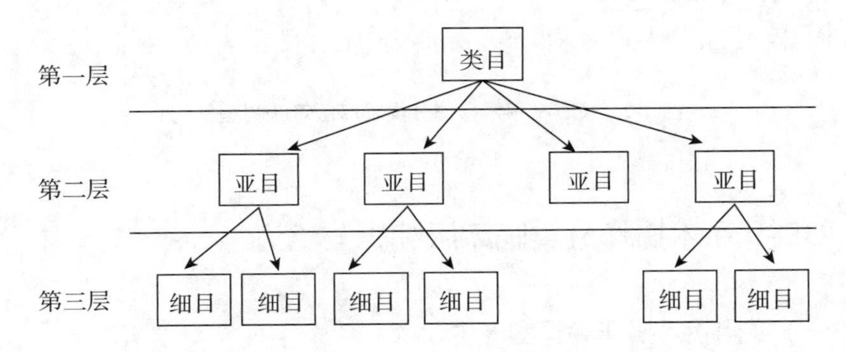

图 7-1 ICD-9-CM-3 编码系统树型结构

依据 ICD-9-CM-3 分类系统的树型结构理论，虽然部分类目、亚目及细目编码没有使用，但这些空间已经隐含具体定义，只是未使用，因此这部分编码已无扩展的空间，要解决临床使用问题就必须扩大编码空间。树型结构的最大特点是支持向下纵向扩展，故在不违背分类原则的情况下，在同一个细目下有足够的空间进行拓展相近含义或同类的手术操作编码，这既不会破坏 ICD-9-CM-3 的分类体系，同时还保证新系统的兼容性，以及满足临床应用。

ICD-9 手术操作分类临床版依据上述理论，在 ICD-9-CM-3 原有树型结构下扩充，增加第四层实用层，详见图 7-2。

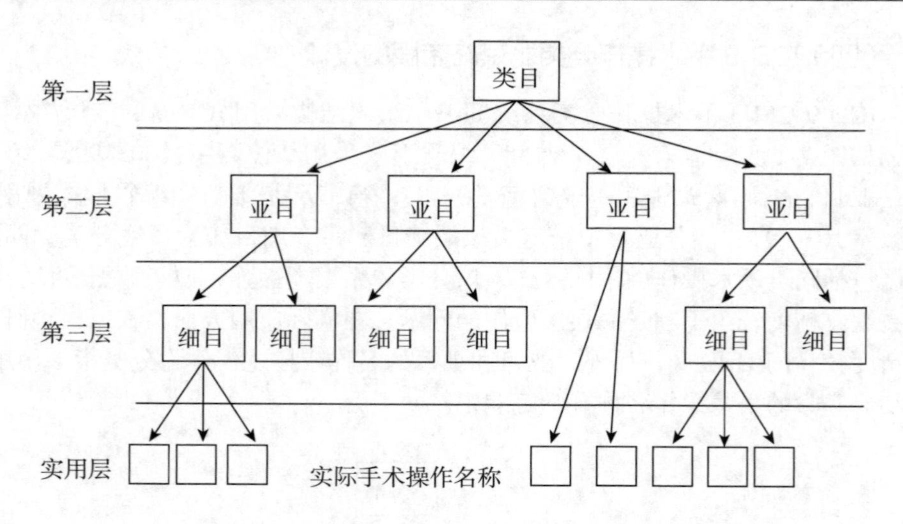

图 7-2　ICD-9 手术操作分类临床版系统树型结构

二、ICD-9 手术操作分类临床版编辑与修订

（一）实用手术操作编码的产生

我国引进 ICD-9-CM-3 编码系统已有 20 年的历史，各地区、各医院有的仅使用到细目层面，有的在细目下进行无序扩充，而这一扩充因对细目含义理解错误造成编码错误或扩充错误，使得在使用方面处于混乱局面。为便于数据分析，以及各医院间横向比较，统一编码结构是唯一途径。

1. 建立编码专家队伍

2005 年，12 家北京大学附属医院和教学医院，其中包括综合医院和专科医院，加入北京 DRGs-PPS 项目组，从医院中挑选从事编码工作 5 年以上的 17 名编码人员组成专家组。DRGs-PPS 项目组确定了 ICD-9 手术操作分类临床版基本理论模型，开展 ICD-9 手术操作分类临床版的开发、维护以及推广使用工作。

2. 手术操作分类临床版分类指导的制作

我国引进 ICD-9-CM-3 编码系统虽然已有 20 年的历史，但很少对其分类指导进行维护，造成对新的手术术式无法进行分类，而美国每年对其进行扩充编码、修订错误的维护。因此，专家组引进美国最新版手术操作分类系统，在此基础上结合我国国情编辑手术操作分类临床版的分类指导。

3. 手术操作分类临床版字典库的制作

提取上述医院在用手术操作编码字典，以及从卫生信息中心获取的143家医院2006年全年病案首页电子记录92万余条手术操作编码信息，运用聚类的方法对数据进行筛选。

首先，进行手术操作名称规范工作。根据手术操作名称是否符合入路+部位+疾病性质+术式的命名原则及国家高等教育统编教材中的术语，修订手术操作名称，以人名命名的名称，用中括号括起附在标准名称之后，起到注释作用。

其次，依据分类规则，对符合命名原则的手术操作进行分类，并赋予新的实用编码，最终产生8259条实用手术操作名称及编码。

最后，对每条手术操作的方式进行属性分类，区分出手术、诊断性操作和治疗性操作，以便于日后统计工作。

4. 推广使用

2006年底，ICD-9手术操作分类临床版与ICD-10北京临床版同时通过了推广使用前的可行性论证。2007年1月，开发完成并印制试用本第一版，同时与之配套的实用手术操作编码字典库制作完成，同期开展医院编码员培训工作。2007年10月起，北京市二级及以上医院全部使用临床版。

（二）实用手术操作编码的维护

由于医疗技术不断发展，新的手术操作方法层出不穷，以及编码人员对分类规则认识的不断深入，实用手术操作编码需要不断调整[4]。如第六章所述，北京市借助卫生信息中心的信息平台，建立了ICD临床版的维护机制。自北京临床版首次发布以来，已经进行了7次版本更新。

随着临床版在各医院的应用，许多临床医生就临床版中存在的问题提出了修改意见，为此，DGRs项目组牵头组织全市各级各类医院的数百名临床专家和病案编码专家，于2013年8月启动了DGRs相关疾病诊断、手术操作分类临床版字典库的论证工作。先期对聘请的专家进行了DRGs相关知识培训，使临床专家对DRGs工作有初步了解，便于今后更有效地完成论证工作。论证过程中，临床专家提出许多修改意见及建议，编码专家对这些意见及建议进行汇总、讨论，并反复与临床专家进行交流，最终对现行的手术操作临床版字典库中的6248条手术操作名称，提出修改意见440条，增加新手术操作建议750条。通过论证工作，使得临床专家了解了手术操作分类工作的特点及方法，同时，编码专家也更加了解临床的实际情况，这种工作模式今后将持续进行下去。

三、ICD-9手术操作分类临床版的使用

（一）ICD-9手术操作分类临床版特点

1．分类轴心

ICD-9手术操作分类临床版采用多轴心结构，主轴心为解剖系统，次轴心为手术方式。主轴心不仅用于章的分类（各章名称详见表7-1），同时用于类目中，手术方式轴心用于亚目中，作为细目的分类轴心。

表7-1　ICD-9手术操作分类临床版各章名称

章	名　称	类目
第一章	操作和介入，不可归类于他处	00
第二章	神经系统手术	01—05
第三章	内分泌系统手术	06—07
第四章	眼部手术	08—16
第五章	其他种类的诊断性和治疗性手术	17
第六章	耳部手术	18—20
第七章	鼻、口、咽部手术	21—29
第八章	呼吸系统手术	30—34
第九章	心血管系统手术	35—39
第十章	造血和淋巴系统手术	40—41
第十一章	消化系统手术	42—54
第十二章	泌尿系统手术	55—59
第十三章	男性生殖器官手术	60—64
第十四章	女性生殖器官手术	65—71
第十五章	产科操作	72—75
第十六章	肌肉骨骼系统手术	76—84
第十七章	体被系统手术	85—86
第十八章	其他诊断性和治疗性操作	87—99

2. ICD-9 手术操作分类临床版的架构

ICD-9 手术操作分类临床版以分类轴心为架构，为起到分类指导的作用使用了大量的说明，在每个细目下列举了分类于此的实用手术操作名称及编码。其结构为：

类目标题 ——→ 32 肺和支气管切除术

类目说明 ——→ 包括：肋骨部分切除术，作为手术入路

胸骨切开术，作为手术入路

另编码：任何同时进行的支气管成形术（33.48）

亚目标题 ——→ 32.0 支气管病损或组织的局部切除术或破坏术

亚目说明 ——→ 不包括：支气管活组织检查（33.24—33.25）

细目标题 ——→ 32.01 内镜下支气管病损或组织切除术或破坏术

实用名称及编码 ——→ 32.01001 胸腔镜下支气管病损切除术

其中实用手术操作名称及编码可应用于临床，这些名称或编码集成为 ICD-9 手术操作分类临床版字典库。

3. 手术操作名称的定义及构成

（1）手术操作名称的定义：狭义的手术操作是在手术室进行的、采用麻醉方式的外科操作。既往人们认为在手术室进行的、需要书写手术记录的为手术操作，并对这些操作进行分类。

广义的手术操作是对患者直接施行的诊断性及治疗性操作，包括外科手术、内科诊断性或治疗性操作、实验室检查及少量对标本的诊断操作。现在所说的手术操作均为广义的，因此，需要对这些广义操作进行分类。

（2）手术操作名称主要构成：手术操作名称的主要构成成分为入路 + 部位（范围）+ 疾病性质 + 术式。

其中部位和术式是手术操作术语的核心成分，是必须明确指出的，否则会难以分类或被笼统分类。

手术入路一般情况下并不需要明确指出，除非需要特别说明。如："胆囊切除术"在没有指出入路的情况下，认为是经开腹进行的手术，但当使用腹腔镜时，需要特别指出入路，名称应为"腹腔镜下胆囊切除术"。

疾病性质通常情况下对手术编码没有影响，大多数情况没有必要再指出疾病的性质。如："对胃进行大部切除"不必列出是溃疡还是肿瘤，它们的术式是一样的，其分类也是一样的。但有些情况又必须指出疾病的性质，例如："视网膜脱离冷凝术"如果不指出是脱离，那么局部损害、撕裂也可以采用冷凝方法。对于局部损害，冷凝是一种破坏术；对于脱离，冷凝是一种再接术；

对于撕裂，冷凝又是一种修补术。因此这时就必须指出疾病的性质。

4. 手术操作方式的分类种类

依据手术操作的目的及方式的不同，手术操作分为两大类，一类是手术，即传统意义上的在手术室进行的狭义手术；一类是操作，即非手术室进行的操作。操作根据目的又分为诊断性操作和治疗性操作，这些操作又根据对机体是否造成创伤，分为有创性操作和无创性操作两类，详见图 7-3。

手术根据手术方法及目的的不同，可归纳为 12 大类。

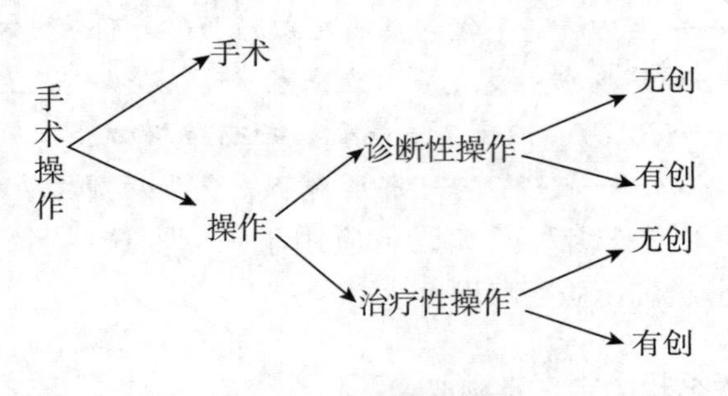

图 7-3 手术操作种类

（1）切开术：将身体某个部位切开，从某一个人体部位取出或导出异物、液体和（或）气体。包括：①通过切开进行的引流，②异物取出术，③减压术，④探查术，⑤囊肿、脓肿、血肿去除术。

（2）破坏术：用物理方法根除人体某一部位的全部或一部分，不取出人体局部的任何实质性物质。例如：直肠息肉电灼术、皮肤病损烧灼术。

（3）部分切除术：切除或切去人体某部位的一部分，不伴有置换。例如：肾部分切除术、肺病损切除术。

（4）（全部）切除术：切除或去除人体某部位的全部，不伴有置换。例如：全肾切除术、肺全叶切除术。

（5）吻合术：改变人体管腔内容物的行走路径。即：改变人体管腔内容物的行程到远端区域（下游）的正常通路上；改变管腔内容物的行程到另一个不同的但相似的通路和部位上，或到一个异常通路和不同的部位。包括使用或不使用吻合装置的、同时进行的、一个或多个的吻合，吻合装置如：自体组织移植、组织替代物和合成材料移植。吻合术包括旁路术（搭桥术）、分流术，例如：冠状动脉旁路术、结肠造口术。

（6）修补术：尽可能使身体的某一部位恢复正常的解剖结构和功能。包括如下术式：①缝合术，②重建术，③扩张术，④矫正术，⑤成形术。

（7）置换术：放入或放置生物或人工材料，从物理上取代人体某一部位的部分或全部。例如：全髋关节置换术。

（8）移植术：放入或放置另一个人体或动物活体全部或部分，以实际替代人体相同的部位和（或）功能。人体原来部位可以切除或保留，移植物可以承担其全部或部分功能。例如：肾移植术、心脏移植术。

（9）转移术：不伴取出的移动人体某一部位的全部或一部分至另一个部位，以替代其全部或部分功能。例如：肌腱移植术、皮肤带蒂皮瓣转移术。

（10）复位术：将人体某一部位的全部或一部分移回其正常位置或其他适当的位置。例如：隐睾复位、骨折复位。

（11）融合术：将关节连接在一起使之不能活动。即：身体局部通过固定装置、骨移植或其他方法连接在一起。例如：脊柱融合术、踝关节融合术。

（12）离断术：切割某一肢体的全部或一部分。例如：膝下截肢术、肩关节离断术。

（二）ICD-9 手术操作分类临床版编码规则

ICD-9 手术操作临床版是应用指导，作为指导编码人员如何对临床医生所表述的手术操作进行分类工具，因此，在分类列表中使用了一些缩略语、符号和其他惯例，它们有明确的含义。

1. 缩略语

（1）不可归类在他处者（not elsewhere classified，NEC）：包括 NEC 术语的类目编码仅用于当编码员缺乏必要信息而不能将手术术语编码至更为详细的类目时。

如：81.5　下肢关节置换

81.51　全髋关节置换

81.52　髋关节部分置换

81.53　髋关节翻修术

81.54　全膝关节置换

81.55　膝关节翻修术，NOS

81.56　全踝关节置换

81.57　足和趾关节置换

81.59　下肢关节翻修术，NEC

亚目“81.5”为“下肢关节置换”，包含了下肢关节的置换和翻修。其细目明确指出了具体关节的置换和翻修，其中“81.53”和“81.55”明确为髋关节和膝关节的翻修，而趾关节和踝关节的翻修没有明确的细目，因此，它们应当分类在“81.59　下肢关节翻修术，NEC”细目中。

(2) 未特指者（not otherwise specified，NOS）：这个缩略语为未详细说明，即分类于标题下的手术操作是临床医生未进行详细说明操作，而具体进行了详细说明的手术操作应分类于更为准确的细目中。

上例中“81.55　膝关节翻修术，NOS”为未特别说明膝关节翻修的具体情况，在细目说明中，明确指出了该细目不包括特指的膝关节翻修，而这些特指的膝关节翻修应分类于“00.80 00.84”。

2. 符号

(1) 方括号“[ ]”：方括号内为同义词、替换词或解释短语。

如：马斯塔德手术［Mustard 手术］

方括号内的内容是前者的同义词。

又如：77.9　骨全部切除术［0-9］

方括号内的内容是解释短语，它指出该亚目有共用的细目，使用者应参见相应的细目说明。

(2) 圆括号“( )”：圆括号内为补充词。在疾病或操作的描述中，它的出现或不出现都不影响编码的指定。

如：经皮（肾镜的）肾造口结石去除术

表明“经皮肾造口结石去除术”是否使用肾镜对编码并无影响，均可分类于此处。

如：不包括：支气管瘘管切除术（33.42）

圆括号内的内容为“支气管瘘管切除术”的细目编码，便于使用者查找编码。

(3) 冒号“：”：冒号用于列表中某个不完全的术语之后，需要一个或多个修饰词随后出现才能确定类目。

如：另编码：任何同时进行的切除术：

肾上腺

部分膀胱

淋巴结

冒号后的“肾上腺、部分膀胱、淋巴结”均是用于修饰上面的切除术的。

（4）井号“#”：井号用于标记一个实用手术操作的类型为治疗性操作。

如：55.33001　B超引导下肾病损射频消融术　#

（5）星号“*”：星号用于标记一个实用手术操作的类型为诊断性操作。

如：55.23001　B超引导下肾穿刺活检术　*

（6）连接符“-”：连接符用于区分两个不同的解剖部位或表示某一编码范围。

如：胆总管 - 胃 - 空肠吻合术

如：牙龈手术（24.0—24.99）

3. 其他惯例说明

（1）包括（includes）：该术语用于进一步对本标题下的内容进行详细说明或给出例子。

如：86　皮肤和皮下组织手术

包括：手术：

毛囊

男性会阴

指（趾）甲

这个包括术语说明在“86　皮肤和皮下组织手术”类目中包括了“毛囊、男性会阴、指（趾）甲”的手术，即：这些手术均应分类于此。

（2）不包括（excludes）：该术语为排除含义，表明此标题下不应编码于此的手术操作。

如：86　皮肤和皮下组织手术

不包括：下列部位的皮肤：

肛门（49.01—49.99）

乳房（乳房切除术部位）（85.0—85.99）

耳（18.01—18.9）

这个不包括术语说明在“86　皮肤和皮下组织手术”类目中不包括肛门、乳房、耳部皮肤的手术，它们具体分类的位置在圆括号内进行了标注，编码员应根据圆括号内的亚目或细目编码进行核对编码。

（3）使用附加编码（use additional code）：此术语为指导性术语，提示当使用该细目标题下的编码时，需要增加进一步的信息（通过使用一个附加编码）来给出一个更为完整的操作描述。

如：99.25　注射或输注癌瘤化学治疗药物
　　　　化学栓塞
　　　　注射或输注抗肿瘤药
　　　　使用附加编码：如果采用血脑屏障破坏术［BBBD］（00.19）

（4）另编码（code also ……）：在类目表中经常可见到"另编码任何同时进行的操作 Code also any synchronous"或"另编 ……手术 Code also ……"的注释。这时如果确定做了某一操作，那就应该再编一个手术码。

如：57.87　膀胱重建术
　　　　另编码：肠部分切除术（45.50—45.52）

"回肠代膀胱手术"实际上是由"膀胱再造术 57.87"和"回肠切除为了插补术（间置术)45.51"这两个手术所构成，因此需要再编码回肠切除用于间置。

（5）省略编码（omit code）：在类目表和索引中有时会遇到省略编码的指示。其意义是指当某一手术只是手术中的一个先行步骤时，不必编码。

如：45.9　肠吻合术
　　　　另编码任何同时进行的操作（45.31—45.8，48.41—48.49）
　　　　不包括：端对端吻合术 - 省略编码
　　　　45.94002　横结肠 - 降结肠吻合术

该亚目说明明确了不包括端对端的吻合术，且端对端的吻合术可以省略编码，也就是若是同一解剖部位肠吻合是省略的。例如，横结肠部分切除，横结肠 - 横结肠吻合，这样只需编码横结肠部分切除，横结肠 - 横结肠吻合就可以省略编码。

（6）编码首要操作（code first ……）：本注释带有强制性。说明此编码仅能作为附加编码使用。在类目表中，该注释极少出现，仅在下列亚目或细目中出现。

17.4　机器人辅助操作

17.81　抗菌外膜置入

70.94　生物移植物的植入术

70.95　人造移植物或假体的置入术

（7）和（and）：在标题行中所出现的“和”，其含义应当理解为“和（或）”。

如：79　骨折和脱位复位术

应当理解为“骨折复位术”或“脱位复位术”，也就是说，“骨折复位术”和“脱位复位术”均分类于该类目中。

（8）注（note）：是一种分类指导，用于提醒编码员注意。

如：46.97　肠移植

注：要报告提供的材料来源 - 见编码 00.91—00.93

这里的注释提醒编码员在编码“肠移植术”时，对移植物的来源进行说明，也就是需要编码移植物的来源编码。

4. 具有特别附加说明性质的亚目或细目

为了更好地反应临床手术操作以便于统计，ICD-9 手术操作分类临床版中有些亚目或细目起到附加说明的作用，它们并不是真正意义上的手术操作，不能单独作为手术操作编码使用，必须与其他手术操作共同使用。以下亚目或细目均为附加说明编码。

00.3　计算机辅助外科手术［CAS］

00.4　血管操作的附加编码（00.49 除外）

00.74-00.77　髋关节支撑面

00.91-00.93　供体来源

17.4　机器人辅助操作

17.81　抗菌外膜置入

70.94　生物移植物的植入术

70.95　人造移植物或假体的置入术

81.62-81.64　椎骨融合的总数

84.51-84.52　椎骨融合的材料

5. 实用手术操作名称中一些约定

ICD-9 手术操作分类临床版中的实用手术操作名称也有一些特定命名规则，这些命名规则是为了编码员更准确地编码，同时为统计、检索提供方便。

（1）直视下：表示手术操作的入路为开放性的，用于区分闭合性操作。

如：33.20　胸腔镜下肺活组织检查

33.26　闭合性［经皮］肺活组织检查

33.27　闭合性肺内镜活组织检查

33.28　直视下肺活组织检查

细目“33.28 直视下肺活组织检查”中的“直视下”就是区分其他细目中的手术操作入路的。

（2）病损切除：因为手术操作名称中的疾病性质对编码没有太大的影响，而且疾病的性质已经在诊断中体现，因此，手术操作名称中用“病损”作为疾病性质的统称，泛指肿瘤、息肉、肿物等。如“卵巢囊肿切除术”是临床的习惯叫法，在临床版中则为“卵巢病损切除术”。

（3）置入术和植入术：置入术和植入术虽然都是将某一物质安放在人体内，实现某种功能，但植入的物质材料有所不同，有人工物质，也有生物物质，因此，为区分这两种材料，将放入人工物质定义为置入术，而放入生物物质定义为植入术。如：白内障摘除伴人工晶体一期置入术、经皮冠状动脉生物可吸收支架植入术。

（4）取出术（去除术）：用手术的方法去除装置或异物。如：膀胱切开异物取出术、腹腔镜下可调节胃束带去除术。

（5）去除：用非手术方法去除装置或异物。如：胃内异物去除。

四、手术操作分类过程中的常见问题

（一）手术操作分类的方法

手术操作分类的目的是根据手术操作分类的原则，将医师对同一手术的不同称谓进行标化，翻译成标准的编码，可用于统计、数据交流等工作。这就要求医师在填写病案首页时，不仅需要填写手术名称，还要填写操作名称，按要求填写完整、齐全，不得遗漏，只有这样编码员方可正确编码。

编码员的编码工作应是一个严谨的过程，编码的结果应能够准确无误地反映整个手术操作的过程。这就要求编码员不仅要掌握分类原则，还要掌握解剖知识及临床知识。因此，编码工作应遵循先阅读手术记录，后查找编码，再核对编码的原则。

编码员在编码过程中首先需要阅读手术记录，这一过程是准确编码的先决条件。临床医生由于习惯问题，有时手术操作名称相同，但实际操作却有不同。同样是甲状腺癌根治术，有的需要单侧甲状腺叶全部切除，有的需要在单侧甲状腺叶全部切除的同时部分切除对侧的甲状腺叶，还有的需要切除颈部淋巴结，而上述三个术式的编码均不同，因此，编码员不能片面地依从临床医生所书写的手术操作名称，而需要认真阅读手术记录，确定合理的手术操作名称，并给予正确编码。

其次，编码员可以通过索引表或计算机字典库查找编码，同时在查到编码后需要进行核对，不能过分依赖计算机中的字典库，核对工作是准确编码的关键。ICD-9 手术操作分类临床版中每个类目、亚目或细目均有指导性说明，根据情况不同，其编码亦不同。例如："会阴裂伤缝合术" 分为陈旧性裂伤缝合和产科近期裂伤缝合，编码均不相同，当产妇分娩时发生会阴裂伤，由助产士进行缝合，这时应编码 "75.69001 会阴产科近期裂伤缝合术"；而非产科因素造成的会阴裂伤缝合或陈旧性产科会阴裂伤缝合，则编码为 "71.71002 会阴裂伤缝合术" 或 "71.79001 会阴陈旧性产科裂伤修补术"，这些规则在相应的细目中均有注释。因此，编码员应认真查阅编码规则并核对编码。

最后，编码员还应确认所编编码是否能够如实反映临床医生的手术操作过程，确保无遗漏或多编码。

（二）手术操作分类的常见问题

北京地区为规范住院病历首页信息填报，确保填报数据的准确性，在 2007 年推广使用 ICD-9 手术操作分类临床版，同时，每年对填报医院进行督导检查，检查填报质量，通过检查发现医院填报过程中所产生的问题。

1. 医生填写的手术操作名称不规范造成错报

由于医生填写手术操作名称不规范，编码员又未认真阅读病历，造成编码错误。

例如：患者因输卵管异位妊娠住院治疗，行输卵管切除伴妊娠物去除。医生错误地将手术名称书写为输卵管切除，编码员根据医生的名称进行错误地编码 "66.4"。在索引表中明确指出输卵管切除术伴去除输卵管妊娠编码应为 "66.62"。

输卵管切除术
—单侧（全部）66.4
——伴
———去除输卵管妊娠 66.62

上例说明编码员对编码规则理解不够透彻，当患者诊断为异位妊娠，应意识到输卵管切除必定伴有妊娠物的去除，不能简单地理解为输卵管切除。

医生习惯用英文人名书写手术操作名称，这在病历首页填写规则中是明确禁止的。如毕氏手术，若编码员不了解该手术，会造成编码错误。毕氏手术分为两型，一型是胃部分切除伴胃-十二指肠吻合术，也称毕罗特Ⅰ式手术，编码为“43.6 001”；另一型是胃部分切除伴胃-空肠吻合术，也称毕罗特Ⅱ式手术，编码为“43.7 001”，两个编码完全不同。因此，医生应完整书写中文手术操作名称。

2. 手术操作漏报

手术操作漏报是一个比较普遍的问题，由于医生在填写病案首页手术或操作名称一栏时，对需要填报的内容仍理解为狭义的手术，造成许多诊断性或治疗性操作漏报，这一现象在外科系统科室中尤为普遍，而有些漏报内容直接影响到数据统计及DRGs分组。例如气管切开，气管切开在DRGs分组中有绝对优先权，相同疾病病例是否有气管切开，其分组结果是不同的。这就需要医院管理部门对临床医生做好病案首页填写的培训工作，提高医生们的认识，督促他们认真、准确地填写病案首页。

3. 编码员过度依赖计算机字典库查找

由于历史原因，医院管理部门不重视病案管理工作，编码队伍人力不足，为完成高强度的工作，往往过度依赖计算机字典库查找编码，没有时间认真阅读病历记录，更没有时间核对编码，因而造成编码错误，甚至发生男性患者出现女性手术编码的低级错误。

（三）提高编码人员的素质

病案编码是一门边缘学科，也是一门新兴学科。它需要编码人员不仅掌握分类原则，还要掌握临床知识；不仅要具备洞察力，能够发现病历中存在的问题，还要具备一定的沟通能力，与临床医生进行沟通，了解手术操作的过程。因此，需要医院管理部门重视病案管理队伍建设，同时病案编码人员也要不断学习，了解临床新进展，提高自身素质。

（陈剑铭）

参考文献

[1] 刘爱民．国际疾病分类第九版临床修订本手术与操作 ICD-9-CM-3. 2011 版．北京：人民军医出版社，2013.
[2] 江芹，张振忠，于丽华 . 医疗服务操作分类与编码的设计与应用 . 中国卫生信息管理杂志，2014，11（1）：26-29.
[3] 黄锋，陈剑铭，郭默宁，等．ICD-10 北京临床版的设计与实现．中华医院管理杂志，2011，27（11）：835-838.
[4] 陈剑铭，李宪，黄锋，等．疾病和手术操作分类北京临床版数据库维护平台的建立．中国医院，2012，16（3）：55-56.

作者单位：北京大学第三医院病案科，100191
E-mail：jm-chen@x263.net

第八章　数据采集与质量控制

住院病案首页信息是医疗卫生信息的重要组成部分，是各级卫生行政部门进行宏观决策、核拨卫生经费、评价医院医疗工作的重要依据。BJ-DRGs分组方案是建立在住院病案首页数据项基础上的。为满足BJ-DRGs分组需求，北京市卫生局2007年在住院病案首页中增补了反映医疗质量及医疗资源的使用、效果、效益、费用等信息的项目，同时，明确了住院病案首页采集项目的标准与定义。通过何种方式采集数据、如何保证数据质量，直接影响到BJ-DRGs分组方案的准确性。为此，北京市采取了卓有成效的措施开展数据质量控制工作。

一、数据采集

卫生信息中心统计室负责北京地区卫生数据的采集、汇总及分析报告的撰写，承担《国家卫生统计调查制度》和《北京市卫生统计调查制度》的制订工作。2003年起，卫生信息中心开始在全市二级及以上医疗机构范围内采集患者出院病案首页信息。

至今，北京市住院病案首页数据采集工作经历了3个阶段。第一阶段为2003—2006年，数据采集内容为前卫生部2001年发布的住院病案首页的所有指标项；第二阶段为2007—2012年，在前卫生部颁布的住院病案首页基础上增补了DRGs分组需要的若干指标项，形成北京市住院病案首页辅页；第三阶段为2012年至今，前卫生部于2012年重新修订了住院病案首页项目，北京市在国家重新修订的版本基础上保留了DRGs分组需要的若干指标项，又增加了部分新指标，形成了北京市住院病案首页2012版（以下简称“北京病案首页2012版”）。

（一）数据采集内容

北京病案首页2012版的项目基本上遵照了2012年国家发布的住院病案首页指标内容，采集内容包括6方面：

（1）患者的基本情况：包括患者姓名、性别、年龄、职业、现住址等患者基本信息，以及入院科别、住院次数、病案号、入院时间、出院时间等入院、出院基本信息。

（2）疾病诊断信息：包括出院主要诊断、其他诊断、损伤中毒诊断信息、病理诊断信息等。

（3）手术/操作信息：包括手术操作编码、名称、术式、主刀医师、麻醉医师、手术时间等。

（4）反映个体差异及疾病严重程度的项目：包括颅脑昏迷情况、重症监护情况、呼吸机使用情况、新生儿情况等。

（5）患者转归信息：包括医嘱离院、医嘱转院、医嘱转社区医疗机构、非医嘱离院、死亡和其他。

（6）费用信息：包括床位费、护理费、手术费、西药费、放射费、化验费等共38项。

另外，北京病案首页2012版根据北京市卫生行政部门管理的需求，在部颁项目之外增加了肿瘤分级、主诊医师、患者出院时ADL评分等项目。例如：肿瘤分期T、肿瘤分期N、肿瘤分期M、0—Ⅳ肿瘤分期以及主诊医师姓名、主诊医师执业证书编码等。

北京病案首页2012版费用的分类是按照资源消耗成本法作业项目的9大类型（医疗、护理、管理、检验、检查、手术、药品、耗材、特殊治疗）原则制定的。其38项则是在这9大类型基础上，根据人员、设备、药品和耗材等方面进行细分而成的。

北京病案首页2012版具体内容详见附录，意义见表8-1。

附录　2012年北京市住院病案首页

医疗机构__________（组织机构代码：__________）

医疗付费方式：□　　　　**住 院 病 案 首 页**

健康卡号：　　　　　　　第　次住院　病案号：

姓名____　性别□1．男　2．女　　出生日期___年__月__日　　年龄___国籍___

（年龄不足1周岁的）年龄____月　新生儿出生体重____克　新生儿入院体重___克

出生地______省（区、市）___市___县　籍贯___省（区、市）___市　民族__

身份证号___职业___婚姻□　1．未婚　2．已婚　3．丧偶　4．离婚　9．其他

现住址________省（区、市）______市____县　电话____　邮编____

户口地址______省（区、市）______市______县　邮编______

工作单位及地址__________　单位电话______　邮编______

联系人姓名______　关系______　地址______　电话______

入院途径□1．急诊　2．门诊　3．其他医疗机构转入　9．其他

入院时间______年____月___日___时　入院科别___病房___转科科别____

出院时间______年____月___日___时　出院科别___病房___实际住院___天

门（急）诊诊断__________________疾病编码__________

出院诊断	疾病编码	入院病情	出院诊断	疾病编码	入院病情
主要诊断：			其他诊断：		
其他诊断：					
入院病情：1．有，2．临床未确定， 3．情况不明，4．无					

损伤、中毒的外部原因________________________疾病编码________

病理诊断：______________________________疾病编码________

____________________________________病理号________

药物过敏 □1．无 2．有，过敏药物：________ 死亡患者尸检 □1．是 2．否

ABO血型 □1．A 2．B 3．O 4．AB 5．不详 6．未查

Rh血型 □1．阴 2．阳 3．不详 4．未查

科主任________ 主任（副主任）医师______ 主治医师______ 住院医师______

主诊医师______ 责任护士______ 进修医师______ 实习医师______ 编码员______

病案质量 □1.甲 2.乙 3.丙 质控医师____ 质控护士____ 质控日期____年___月___日

手术及操作编码	手术及操作日期	手术级别	手术及操作名称	手术及操作医师			切口愈合等级	麻醉方式	麻醉医师
				术者	Ⅰ助	Ⅱ助			
							/		
							/		
							/		
							/		
							/		

离院方式 □ 1．医嘱离院　2．医嘱转院，拟接收医疗机构名称：____________________
3．医嘱转社区卫生服务机构/乡镇卫生院，拟接收医疗机构名称：____________________
4．非医嘱离院　5．死亡　9．其他

是否有出院31天内再住院计划 □ 1．无　2．有，目的：__________________________

颅脑损伤患者昏迷时间：入院前____天____小时__分钟　入院后____天____小时__分钟

重症监护室名称	进重症监护室时间（__年__月__日__时__分）	出重症监护室时间（__年__月__日__时__分）

呼吸机使用时间：________小时

肿瘤分期：T____N____M____；0期　Ⅰ期　Ⅱ期　Ⅲ期　Ⅳ期；不详

日常生活能力评定量表得分：入院____________　出院_______________

住院费用（元）：总费用________________（自付金额：_______________）
1．综合医疗服务类：（1）一般医疗服务费：________（2）一般治疗操作费：________
（3）护理费：________（4）其他费用：________
2．诊断类：（5）病理诊断费：____（6）实验室诊断费：____（7）影像学诊断费：____
（8）临床诊断项目费：____________
3．治疗类：（9）非手术治疗项目费：____________（临床物理治疗费：__________）
（10）手术治疗费：____________（麻醉费：______________手术费：____________）
4．康复类：（11）康复费：____________________
5．中医类：（12）中医治疗费：________________________
6．西药类：（13）西药费：________________（抗菌药物费用：_______________）
7．中药类：（14）中成药费：________________（15）中草药费：________________
8．血液和血液制品类：（16）血费：________（17）白蛋白类制品费：____________
（18）球蛋白类制品费：____________（19）凝血因子类制品费：________________
（20）细胞因子类制品费：________________
9．耗材类：（21）检查用一次性医用材料费：____（22）治疗用一次性医用材料费：____
（23）手术用一次性医用材料费：________________________
10．其他类：（24）其他费：____________________

说明：（一）医疗付费方式　1．城镇职工基本医疗保险　2．城镇居民基本医疗保险　3．新型农村合作医疗　4．贫困救助　5．商业医疗保险　6．全公费　7．全自费　8．其他社会保险　9．其他

（二）凡可由医院信息系统提供住院费用清单的，住院病案首页中可不填写“住院费用”。

表8-1　北京病案首页2012版采集内容意义

分类轴心	信息/数据
病情严重程度及复杂性	主要诊断、合并症和伴随病、个体因素（如年龄、性别、婴儿的出生体重等）
医疗需要及使用强度	手术室手术、非手术室手术和操作、其他辅助的医疗和护理服务（如呼吸机使用等）
医疗结果	出院状态（死亡、医嘱出院、非医嘱出院、转院）
资源消耗	医疗费用、住院时间
编码系统	诊断：ICD-10临床版 手术和操作：ICD-9临床版
数据来源	出院病历的病案首页

（二）采集系统

传统的统计工作依靠搜集纸质资料或软盘，经手工整理、汇总数据后上报。由于采集手段落后，造成采集的数据不全面、不及时、质量较差、分析利用能力较弱等问题。在 2003 年防治非典型肺炎的工作过程中暴露出卫生统计工作质量及效率低下、数据滞后的问题。

2004 年，在北京市政府的支持下，卫生信息中心建立了卫生统计信息平台。通过这一平台，卫生信息中心以网络直报方式开始采集全市二级及以上医疗机构出院患者病案首页信息，建立起较为完整的出院患者病案首页数据库和数据质量评估系统，为日后顺利开展 DRGs 工作提供了必要条件 [1]。

1. 软件架构与采集方式

北京市卫生统计信息平台采用数据集中管理的 Brower-Server 架构，建立一个数据中心，各级用户（中心、区县卫生管理部门、医院）通过用户角色权限的分配来授权和验证，完成各自的业务。

住院首页信息采集的周期一般是按月采集，医院报送方式是通过定义好的标准接口将信息以 XML 文件的形式导入信息平台。2007 年，北京市卫生局以文件的形式将标准接口技术文档下发至各相关医疗机构，相关医疗机构再根据技术文件要求进行 HIS 系统改造，导出全市统一标准数据 [2]。

2. 病案信息采集接口发展

北京市 2003 年开始按照前卫生部下发的《2002 年中国卫生统计调查制

度》要求，采集医院出院患者调查表信息。早期的医院出院患者调查表的信息内容较少，结构相对简单，只包含患者的基本信息、诊断信息以及费用信息等。医院出院患者调查表是以月度为报送周期的个案批量信息报表，所以只能采用打包批量报送的形式采集数据，在线录入的填报方式无法满足信息采集的要求。为了实现病案信息的批量采集，技术人员在对多种文件格式进行综合分析、评估后，最终选用了 dBase 数据库作为病案接口形式，这样最初的住院病案首页是以定期报送一个单一的 DBF 文件的形式实现病案信息采集的。

dBase 是一个在计算机上被广泛使用的数据库管理系统（DBMS）。dBase 的基本文件格式是 DBF 文件，DBF 格式数据库是常用的桌面型数据库，DBF 格式文件作为一个在商业应用中的结构化数据存储标准格式，多用于有简单存储结构化数据需求的应用程序中，并被广泛应用于各类企业及事业单位的数据交换中。

2007 年，北京市卫生局根据 DRGs-PPS 项目组的研发结果对住院病案首页标准进行了修订，补充了反映个体差异的若干指标项，增加了北京市住院病案首页的辅页。

从技术角度考虑，一份住院患者的首页信息应该基于原有的 DBF 文件，以增加字段的方式扩展采集项，但由于修订后的北京市住院病案首页数据项总数超过了 255 列（这是 DBF 文件字段个数极限值），所以只能通过再增加一个 DBF 文件的方式实现其他项目信息的采集，于是病案信息由单一的 DBF 数据文件变成了 2 个 DBF 数据文件。

2012 年，前卫生部颁布了《2012 年国家卫生统计调查制度》。2012 年的调查制度对病案首页调查表进行了结构性调整，不仅增加了采集数据项，并且扩展了其他诊断信息、手术操作等集合类信息，详见图 8-1。

扩展后的住院病案首页是一个多层次的数据结构，原有的单一数据集合的 DBF 接口形式已经不能满足信息结构要求，需要寻求表达能力丰富、支持多层次信息的更适合的接口技术。

3. 住院病案首页接口

根据扩展后的住院病案首页信息采集规范要求，新的住院病案首页接口不仅应该满足各种基本数据类型，还应该具备无限的信息扩展能力，以满足不断扩展的信息采集需求。

（1）XML 技术特性

XML 的全称是“extensible markup language”（可延伸或扩展的标记语言），它的语法类似 HTML，都是用标签来描述数据的。HTML 的标签是固定

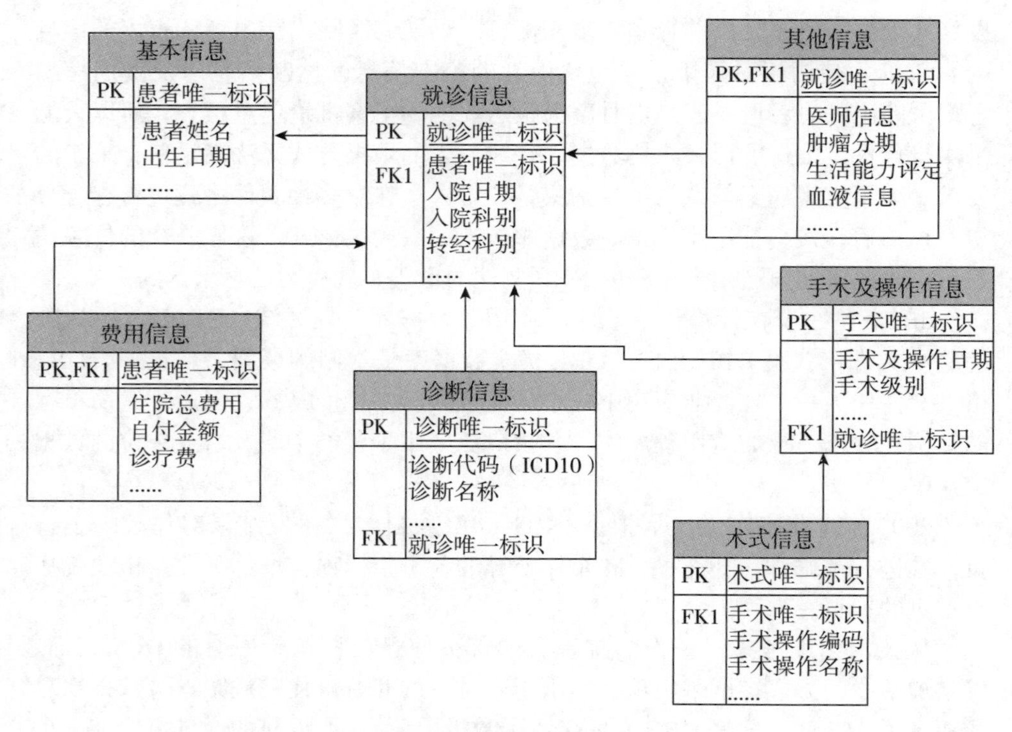

图 8-1 病案首页 E-R 图

的，只能使用，不能修改；XML 则不同，它没有预先定义好的标签可以使用，而是依据设计上的需要，自行定义标签。

1）XML 的多层次数据表现力。XML 非常适合描述多层次的信息结构。通过在 XML 中自定义不同的标签来描述各类信息内容，多个标签组合在一起就描述了一组信息。XML 的标签与标签之间可以相互嵌套，这种嵌套是没有层次限制的，所以 XML 可以通过一种树形结构来描述住院病案首页信息，并且对于住院病案首页信息未来的扩展提供了无限的支持能力。

2）XML 文档没有大小限制。XML 文档是一个纯文本格式的文件，通过文本节点描述信息内容，所以 XML 文档没有类似于 Excel 文件记录行数的限制，更适合于作为大数据量的接口文件。

3）XML 文档解析效率。XML 文档解析技术非常成熟，应用也非常广泛。以 Java 语言为例，分为 DOM 和 SAX 解析两种类型。

DOM 解析是基于树形结构的解析方法，一次性将文档以树形结构加载到内存中，使用非常简单，但效率相对较低，适用于比较小的 XML 文档解析，常用的 DOM 组件包括 JDOM 和 DOM4j。

SAX 解析是基于读取文件流技术实现的，是一种基于事件驱动的 API。用 SAX 模型来解析 XML 文档时，不需要将数据存储在内存中，这对于大型文档来说是个巨大的优点，这也正是解析像住院病案首页这类数据量较大的 XML 文档所需要的特性。

为了进一步验证住院病案首页 XML 文档的解析效率是否能满足病案信息采集的性能需求，针对 SAX 技术解析 XML 的效率进行了测试，测试情况如下：

测试设备：CPU：P4 2.4 + 内存：1.0G + 硬盘：7200转/秒 IDE接口
操作系统：Windows XP pro
测试语言：Java
测试文档：3层复合文档
测试记录数：10万

经过测试，解析 10 万条的 3 层复合结构 XML 文档，耗时仅 22 秒，完全可以满足住院病案首页信息采集的性能需求。

4）XML 文档具有极高的压缩比。随着互联网的普及，越来越多的应用系统采用了浏览器 / 服务器模式（browser/server，B/S）作为系统架构搭建应用系统。基于 B/S 技术构建病案信息采集系统需要将病案信息通过网络进行报送，所以病案文件太大将直接影响病案信息的上报效率。为了验证通过 XML 技术实现病案信息采集的可行性，北京市对 XML 文档的网络传输效率进行了测试。

测试样本为某三甲医院单月出院患者病案数据，住院病案首页数量约为 4000 份。按照 XML 文档结构生成了 4000 份病案接口文档后，文档大小为 32M。在现有网络条件下，32M 的病案文件通过网络传输上报几乎是不可能的，但如果用计算机文件压缩算法（ZIP）对 32M 的 XML 文档进行压缩，压缩后的文档大小仅为 640kB，压缩比高达 98%。在 2M 带宽的网络环境下，传输 640kB 的文档仅需要 3 秒的时间，完全满足住院病案首页信息网络传输的要求。

5）XML 的跨语言支持。目前各个医院都有相应的信息化系统，如 HIS 系统、LIS 系统、EMR 系统等，而且不同厂商的应用系统的开发语言和系统架构各有不同，住院病案首页信息内容可能来自医院的多个信息系统。所以，为了便于医院对信息的改造、升级，住院病案首页的接口技术应该适用于各种开发语言和系统架构。

XML 文档技术是一种通用的文档标记技术，支持各类编程语言，非常符合医院对现有系统改造升级的技术要求，关于这一点在后面的医院系统改造章节还会进行详细描述。

（2）住院病案首页 XML 文档

图 8-2 为一份 XML 文档示例，用以说明如何定义一份住院病案首页 XML 文档。

由于住院病案首页是月度批量报送的报表，所以一份 XML 住院病案首页文档应该包含多份病案信息。“< 一组病案信息 >”是整个文档的根节点，并且以“</ 一组病案信息 >”作为节点结束标志，在该节点中应包含该批次的所有住院病案首页信息。

“< 第一份病案 >”节点是一份病案的根节点，这个节点中包含了患者一次住院就诊的基本信息、诊断信息、手术操作信息等子节点，在每个子节点中又可以加入各自的信息内容。按照这种信息组织形式，可以将节点逐级组织起来，最终就形成了一份完整的住院病案首页 XML 文档。示例中的节点名称是用中文名称标记的，而在实际应用中这些节点一般都用代码标记。

为了能更加清晰地说明 XML 住院病案首页接口标准，便于医院信息系统进行接口改造，在北京市的住院病案首页接口标准中，对住院病案首页中的每个数据项、XML 文件的结构以及各个节点的对照关系都做了明确的说明，北京市住院病案首页接口标准包含以下几部分内容：

1）住院病案首页接口标准。《住院病案首页接口标准》是一份以 Excel 形式定义的住院病案首页数据项及数据标准。在标准中对每个数据项的名称、代码、类型、长度、数据指标、是否必填以及数据格式都做了明确的说明，用于指导业务人员以及程序开发人员深刻理解住院病案首页数据标准。具体内容见图 8-3。

2）住院病案首页接口程序。住院病案首页接口程序是一份后缀名为“XSD”的程序文件，该文件用于对 XML 文档进行结构及数据的验证，主要用于在对医院信息系统改造的过程中，帮助程序开发人员验证 XML 文档的有效性。具体内容见图 8-4。

3）住院病案首页接口文件示例说明。《住院病案首页接口文件示例说明》文件是一份针对住院病案首页接口文件示例的 Word 说明文件。由于 XML 文档具有多层次的嵌套结构，尤其是集合类的嵌套子节点，在结合实际业务需求后往往不太容易理解。例如：并不是每个患者住院期间都会有手术或操作信息，所以在 XML 住院病案首页接口文档中是允许没有手术操作集合子节点的，但如果文档中出现了手术操作集合子节点，那这个节点中就必须包含手术操作子节点，并且该节点中的手术操作时间、医师等子节点信息不允许为空。

```
< 一组病案信息 >
    < 第一份病案 >
< 患者基本信息 >
    < 姓名 > 张三 </ 姓名 >
    < 性别 > 男 </ 性别 >
    < 出生日期 >1986 年 3 月 21 日 </ 出生日期 >
    ……
</ 患者基本信息 >
< 就诊信息 >
< 入院日期 >2014 年 7 月 20 日 </ 入院日期 >
    < 入院科别 > 呼吸内科 </ 入院科别 >
    < 出院日期 >2014 年 8 月 15 日 </ 出院日期 >
    ……
</ 就诊信息 >
< 诊断集合信息 >
< 诊断信息 >
    < 诊断代码 > S02.902</ 诊断代码 >
< 诊断名称 > 颅骨骨折 </ 诊断名称 >
< 诊断类型 > 出院主要诊断 </ 诊断类型 >
    </ 诊断信息 >
    < 诊断信息 >
    < 诊断代码 > S06.031 </ 诊断代码 >
< 诊断名称 > 创伤后中度昏迷 </ 诊断名称 >
< 诊断类型 > 其他诊断 </ 诊断类型 >
    </ 诊断信息 >
    < 诊断信息 >
    ……
    </ 诊断信息 >
</ 诊断集合信息 >
< 手术操作集合信息 >
    < 手术操作信息 >
    < 手术操作时间 >2014 年 7 月 23 日 10: 30: 00</ 手术操作时间 >
    </ 手术操作信息 >
    < 手术操作信息 >
    ……
    </ 手术操作信息 >
</ 手术操作集合信息 >
< 其他信息 >
</ 其他信息 >
    </ 第一份病案 >
    < 第二份病案 >
    ……
    </ 第二份病案 >
</ 一组病案信息 >
```

图 8-2　XML 住院病案首页文档示例

代码	数据采集项	唯一标示代码	数据类型	长度	必填	指标	备注
01	姓名	AAA01	字符	50	是		
02	性别代码	AAA02C	字符	1	是	是	
03	出生日期	AAA03	日期	YYYY-MM-DD	是		
04	年龄（岁）	AAA04	数字	3			
05	国籍代码	AAA05C	字符	1		是	
40	年龄不足1周岁天数	AAA40	数字	3	年龄不足1周岁时填写		大于0小于365
42	新生儿入院体重(克)	AAA42	数字	4	新生儿时填写		大于0的整数（从出生到28天为新生儿期）
06	民族代码	AAA06C	字符	2		是	
07	身份证号	AAA07	字符	18			15或18位
08	婚姻状况代码	AAA08C	字符	1	是	是	
09	出生地省（区、市）	AAA09	字符	50			
10	出生地市	AAA10	字符	50			
11	出生地县	AAA11	字符	50			
43	籍贯省（区、市）	AAA43	字符	50			
44	籍贯市	AAA44	字符	50			
45	户籍省（区、市）	AAA45	字符	50			
46	户籍市	AAA46	字符	50			
47	户籍县	AAA47	字符	50			
12	户籍详细地址	AAA12	字符	200	肿瘤患者必填		
13	户籍地址区县编码	AAA13C	字符	6	肿瘤患者必填	是	6位代码

图 8-3　住院病案首页接口标准

```xml
<?xml version="1.0" encoding="GBK" standalone="yes"?>
<xs:schema xmlns:xs="http://www.w3.org/2001/XMLSchema" elementFormDefault="qualified">
  <xs:complexType name="AType">
    <xs:sequence>
      <xs:element name="AA" type="AAType">
        <xs:annotation>
          <xs:documentation>患者基本情况</xs:documentation>
        </xs:annotation>
      </xs:element>
      <xs:element name="AB" type="ABType">
        <xs:annotation>
          <xs:documentation>诊断情况</xs:documentation>
        </xs:annotation>
      </xs:element>
      <xs:element name="AC" type="ACType" nillable="true" minOccurs="0">
        <xs:annotation>
          <xs:documentation>手术情况</xs:documentation>
        </xs:annotation>
      </xs:element>
      <xs:element name="AE" type="AEType">
        <xs:annotation>
          <xs:documentation>其他情况</xs:documentation>
        </xs:annotation>
      </xs:element>
      <xs:element name="AD" type="ADType">
        <xs:annotation>
          <xs:documentation>费用情况</xs:documentation>
        </xs:annotation>
      </xs:element>
    </xs:sequence>
```

图 8-4　住院病案首页接口程序

（3）基于 XML Schema 接口文档验证

虽然住院病案首页 XML 文档具有良好的结构定义，但如果作为病案信息交换标准，还需要确保 XML 文档是有效的，也就是要严格遵循接口标准规定的结构、业务逻辑和规则。在进行住院病案首页信息传输前，首先要对 XML 文档进行有效性验证。对一个几十兆的 XML 住院病案首页文档进行结构验证

```xml
<CASE description="病案">
  <A description="病案首页">
    <AA description="患者基本情况">
      <AAA description="患者信息">
        <AAA01 description="姓名">张三</AAA01>
        <AAA02C description="性别代码《指标》">1</AAA02C>
        <AAA03 description="出生日期">1982-02-28</AAA03>
        <AAA04 description="年龄(岁)">28</AAA04>
        <AAA05C description="国籍代码《指标》">1</AAA05C>
        <AAA40 description="年龄不足1周岁天数">1</AAA40>
        <AAA42 description="新生儿入院体重（克）">3500</AAA42>
        <AAA06C description="民族代码《指标》">1</AAA06C>
        <AAA07 description="身份证号">23060219681005488X</AAA07>
        <AAA08C description="婚姻状况代码《指标》">2</AAA08C>
        <AAA09 description="出生地省（区、市）">山东省</AAA09>
        <AAA10 description="出生地市">济南市</AAA10>
        <AAA11 description="出生地县">历下区</AAA11>
        <AAA43 description="籍贯省（区、市）">山东省</AAA43>
        <AAA44 description="籍贯市">济南市</AAA44>
        <AAA45 description="户籍省（区、市）">山东省</AAA45>
        <AAA46 description="户籍市">济南市</AAA46>
        <AAA47 description="户籍县">历下区</AAA47>
        <AAA12 description="户籍详细地址">山东省济南市历下区</AAA12>
        <AAA13C description="户籍地址区县编码《指标》">370000</AAA13C>
        <AAA33C description="户籍街道乡镇代码《指标》">110101001010</AAA33C>
        <AAA14C description="户籍地址邮政编码">163311</AAA14C>
        <AAA15 description="现住址详细地址（居住半年以上）">北京市东城区和平里大街</AAA15>
        <AAA48 description="现住址省（区、市）（居住半年以上）">北京市</AAA48>
        <AAA49 description="现住址市">北京市</AAA49>
        <AAA50 description="现住址县">东城区</AAA50>
        <AAA16C description="现住址区县编码（居住半年以上）《指标》">110101</AAA16C>
        <AAA36C description="现住址街道乡镇代码（居住半年以上）《指标》">110101004009</AAA36C>
        <AAA51 description="现住址电话">01080725810</AAA51>
        <AAA17C description="现住址邮政编码（居住半年以上）">163311</AAA17C>
```

图 8-5 住院病案首页示例文档

注：XML 文档中的“description”属性仅用于说明，在实际应用中可以省略

并非易事，幸好 W3C 提供了 XML Schema 语言。

XML Schema 是用于对 XML 进行结构定义的语言（XML schemas definition，XSD）。XML Schema 描述了 XML 文档的结构，并且可以用一个指定的 XML Schema 来验证某个 XML 文档，以检查该 XML 文档是否符合其要求。XML 文档的设计者可以通过 XML Schema 指定一个 XML 文档所允许的结构和内容，并可据此检查一个 XML 文档是否是有效的。XML Schema 本身也是一个 XML 文档，它符合 XML 语法结构。

1）丰富的数据类型。XML Schema 内置了 37 种数据类型，这些数据类型完全可以满足住院病案首页各类数据项的要求。例如：患者姓名可以用字符数据类型、住院次数可以采用整数类型、入院时间可以选用日期时间类型，并可以强制规定掩码格式、住院总费用可以选用双精度数值类型。

2）支持自定义数据结构。XML Schema 不仅具有常规的数据类型，同时还支持自定义简单类型数据结构定义（simple type）和复合类型数据结构定义（complex type），进一步增强了 XML Schema 的描述能力，同时使其具有了复用性。

3）提供对 XML 的验证功能。利用预先定义的 XSD，可以实现对 XML 住院病案首页文档的验证，通过这个验证功能，可以实现对基本数据项的验证，常用的验证方式如下：①对数据项是否必填进行验证，②对数据项的数字

格式进行验证，③对数据项的日期、日期时间格式进行验证，④对数据值类型进行值范围验证，⑤对数据项的指标范围进行验证。

为了配合医院做好 XML 住院病案首页文档的验证工作，在北京住院病案首页接口标准的实施过程中，还为医院工作人员提供了一个桌面工具软件，通过这个软件可以实现对 XML 住院病案首页的验证。详见图 8-6。

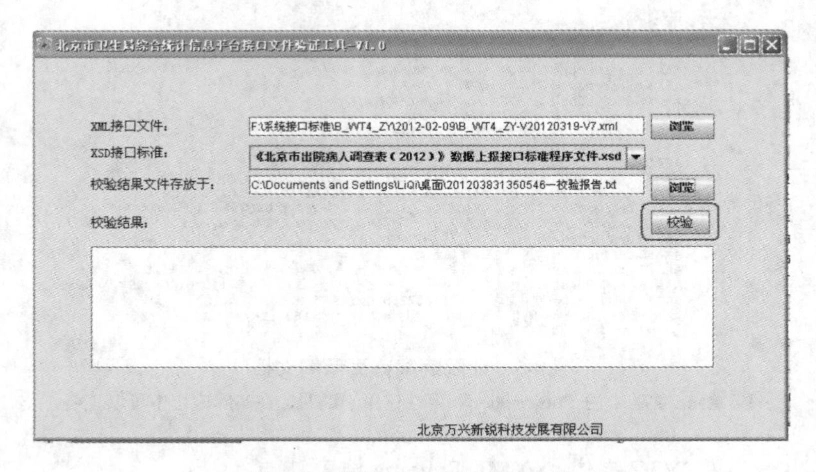

图 8-6　住院病案首页验证软件

4. 医院信息系统接口改造

目前，各个医院都有相应的信息化系统，各个应用系统的开发语言和系统架构也有所不同，住院病案首页信息内容可能来自医院的多个信息系统，所以要完成 XML 住院病案首页文档的系统改造，必须先将各个业务系统中的信息进行整合，然后基于整合后的信息通过相应的 XML 技术生成 XML 文档。

医院接口改造对于病案信息采集来说是一项重要而且繁琐的工作。医院的信息系统主要的开发语言包括 Dephil、PowerBuilder、.Net、Java、VB 等，每种语言都提供了对 XML 的支持，甚至与目前主流的数据库都具备对 XML 的读取和解析功能，如 Oracle、DB2、SQLServer 等。

5. 病案首页信息报送流程

病案首页信息的报送流程可以按照系统开发及首页信息报送工作划分为 2 个系统、4 个阶段。

2 个系统理解为医院病案信息系统和病案首页信息采集系统两部分。医院病案信息系统作为病案首页信息的提供方，病案首页信息采集系统为病案首页的获取方。

4个阶段理解为实现病案首页信息采集必须经过的4个工作步骤。首先，由医院信息系统工程师按照预先定义好的病案首页信息采集接口标准对各个医院的信息系统进行改造升级，并完成批量XML病案信息导出工作。然后，采用统一的XML Schema对导出的XML病案文档进行初步的验证，如果未通过验证则需要继续调整接口导出程序，直到通过验证后打包成ZIP文件，准备在线填报。第3个阶段，需要通过病案信息采集系统在线导入病案ZIP数据包，在这个过程要实现对填报机构的认证、数据包的上传、解压缩等操作。最后，需要再次采用统一的XML Schema对XML病案文件进行初步验证，但这个验证只是为了确保XML文档的有效性，是为了确保下一个XML解析、读取步骤的顺利进行。为了实现病案首页信息的有效分析利用，还要对病案首页信息进行业务合理性验证。具体流程见图8-7。

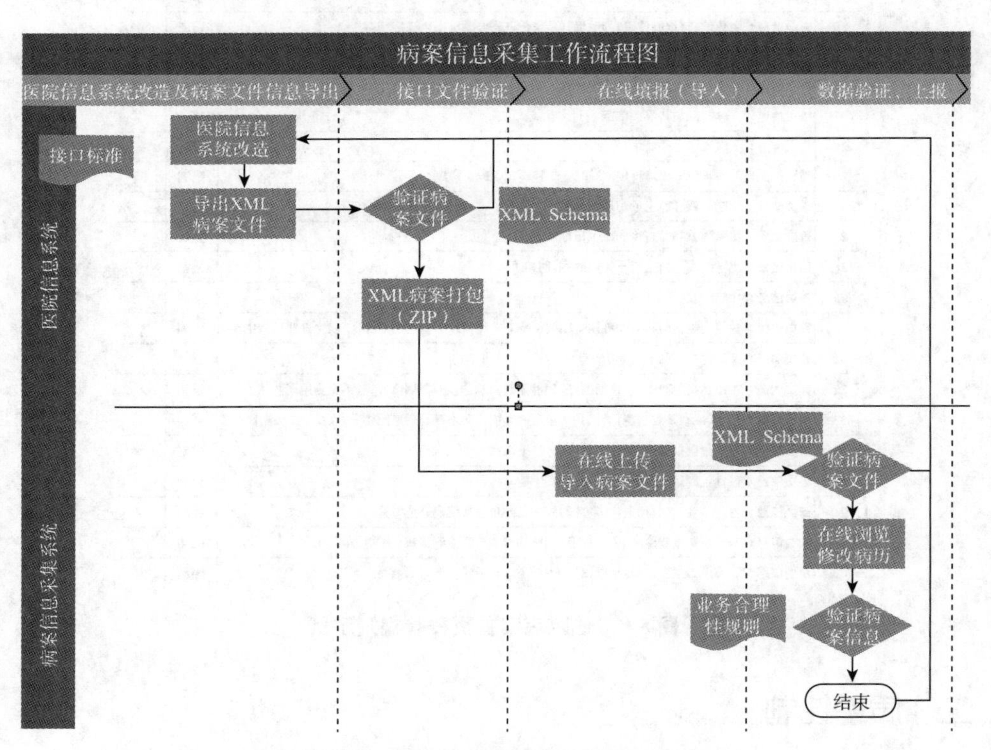

图8-7　住院病案首页信息报送流程图

6. 数据质量保障

良好的数据质量是信息分析和利用的基础，所以数据质量的保障应始终贯穿于信息采集的各个环节。

在将病案信息生成 XML 文档后，通过 XML Schema 可以实现对病案信息填报规则的验证，实现了最基本的数据质量检验。

除了对病案信息进行基本填报规则的验证，还需要对病案信息进行业务规则的验证，业务规则的定义至关重要，既要起到保障数据质量的作用，同时还应该对一些个案病历给予考虑。为此，将病案首页的业务验证规则分为 2 个级别，分别是警告级别和强制级别。对于警告级别的错误，系统应给予提示，需要由用户确认后通过。对于强制级别的错误，必须修正后方可通过。具体内容见图 8-8 [3]。

序号	提示信息	级别	是否
18	首页信息：主要诊断(诊断信息)为肿瘤时，身份证号必须有效	警告	
19	首页信息：主要诊断(诊断信息)为肿瘤时，身份证号必须符合性别	警告	
20	首页信息：主要诊断(诊断信息)为肿瘤时，身份证号必须与出生日期相符	警告	
21	首页信息：工作单位邮政编码必须为6位	强制	
22	首页信息：户籍地址邮政编码必须为6位	强制	
23	首页信息：入院时间(时)必须填写	强制	
24	首页信息：入院科别必须填写	强制	
25	首页信息：入院科别与出院科别不同时，转经科别代码必须填写	强制	
26	首页信息：出院时间(时)必须填写	强制	
27	首页信息：出院时间(时)应晚于出生日期	强制	
28	首页信息：出院时间(时)应晚于入院时间(时)	强制	
29	首页信息：出院科别必须填写	强制	
30	首页信息：性别为男性时，入院科别、出院科别、转经科别不能为妇产科 、妇女保健科、中医妇	强制	
31	首页信息：实际住院天数不应为负	强制	
32	首页信息：本市患者主要诊断(诊断信息)为肿瘤时，病理诊断必须填写,且要符合编码要求	强制	
33	首页信息：主要诊断(诊断信息)为损伤、中毒时，损伤和中毒外部原因编码(ICD-10)和名称必须	强制	
34	首页信息：现住址区县编码(居住半年以上)必须填写	强制	
35	首页信息：现住址邮政编码必须为6位	强制	
36	首页信息：主要诊断(诊断信息)为肿瘤时，户籍地址区县编码必须填写	强制	
37	首页信息：本市患者主要诊断(诊断信息)为肿瘤时，最高诊断依据必须填写	强制	
38	首页信息：本市患者主要诊断(诊断信息)为肿瘤时，分化程度必须填写	强制	

图 8-8 住院病案首页校验规则示例

二、质量控制

北京市每年采集全市二级及以上医疗机构的 200 余万份住院病案首页数据，保证数据质量是数据管理者的永恒使命。如何利用有限的人力在海量数据中追踪到问题数据，持续改进问题环节，减少不合格产品（数据）数量，直至达到接近零缺陷目标，是一项具有挑战性的工作。为此，北京市采用了质量管理领域里经典的六西格玛方法，进行数据质量控制和管理。

（一）六西格玛数据质量管理方法

现代意义上的质量管理活动是从20世纪初开始的，历经百年发展，积累了各种各样的方法，其中六西格玛管理是质量管理在20世纪末最具魅力的新发展之一。六西格玛管理的起源、发展，正是在质量概念演进和质量管理发展的大背景下进行的。

六西格玛（6σ）概念于1986年由摩托罗拉公司的比尔·史密斯提出，此概念属于品质管理范畴，西格玛（Σ，σ）是希腊字母，这是统计学里的一个单位，表示与平均值的标准偏差。六西格玛是一套系统的、集成的业务改进方法体系，是旨在持续改进企业业务流程，实现客户满意的管理方法。它通过系统地、集成地采用业务改进流程，实现无缺陷的过程设计，并对现有过程进行过程界定（define）、测量（measure）、分析（analyze）、改进（improve）、控制（control），简称“DMAIC流程”，消除过程缺陷和无价值作业，从而提高质量和服务、降低成本、缩短运转周期，达到客户完全满意，增强企业竞争力[4]。

DMAIC是六西格玛管理中最重要、最经典的管理模型，主要侧重在已有流程的质量改善方面。这与北京市每年住院病案首页数据质量督导工作的聚焦重点数据问题——关注数据流环节，持续改进业务流程的管理思想非常契合。

1. 界定（define）

界定是六西格玛DMAIC方法的第一个阶段，也是非常重要关键的一步。通常是按照随机方法抽取一定比例的住院病案首页进行督导检查，但是由于北京市每年采集200余万份病历数据[5]，经费与人力均无法支持合理比例抽取的督导检查工作量；同时，随机的、无针对性的抽取待检病历，往往不能反映真实情况，不利于发现问题和持续改进。因此，如何能够准确聚焦到问题病案首页数据成为亟待解决的首要问题。

DRGs分组系统主要应用病案首页中的疾病诊断和手术操作信息，因此，聚焦点应界定为主要诊断（主要手术/操作），对涉及该数据的各个工作环节构建病案信息上报质量追踪体系。追踪数据问题的发生是在医师书写病历阶段主要诊断选择错误，还是在病案编目阶段工作人员录入诊断编码和手术操作编码错误，还是在标准维护阶段工作人员日常维护数据字典出现了错误，还是信息技术人员在根据统一标准技术文档导出接口文件时发生了问题。

2. 测量（measure）

测量阶段是DMAIC过程的第二个阶段。从测量阶段起就要开始收集数据，并着手对数据进行分析。通过测量阶段的数据收集和评估工作，可以获得对问题和改进机会的定量化认识，并在此基础上获得项目实施方面的信息。制定统一的检查表（详见表8-2），记录每一份被检病案首页数据的问题，是该环节尤为重要的一项工作。

检查人员在医院现场检查每一份被抽样到的病案首页时，将这份病案首页所发现的问题记录在一张检查表中，检查多少份病案首页就应有多少份检查表。现场检查结束后，这些检查表会统一由相关人员进行数据的录入、整理和汇总，成为下一步数据分析的重要基础数据。

3. 分析（analyze）

通过上一阶段数据的收集、整理和汇总，可以应用统计学方法展示出被检病案首页出现问题的构成和发生频度等；同时，通过这些问题展示，分析其发生的原因、发生的环节，以及数据流中存在的漏洞。

4. 改进（improve）

通过前面三个阶段的工作，对发生的问题以及导致该问题的原因有了比较准确的把握，进入了关键性的“改进”阶段。

本阶段最重要的措施就是根据数据流的方向，对以往不合理的业务流程进行改造和优化，减少不必要的步骤，优化流程顺序；尽可能合并流程中的一些功能；尽可能使用标准化的操作方法，如表格、文件和软件。详见图8-9。

5. 控制（control）

作为DMAIC过程的最后一个阶段，控制阶段的目的在于保持项目取得的成效并实现持续改进，避免回到旧的习惯和程序。要保持改进的成果，需要将改进阶段对流程的修改或新的流程作业指导书纳入作业标准和受控的文件体系，对人们的工作方式形成长期影响并得以保持。为此，不仅需要测量和监视结果，还要不断宣贯理念，两者都是必要的。在控制阶段有3个要素：①过程改进成果的文件化，②建立过程控制计划，③持续的过程测量（控制）。

表8-2 2013年住院病案首页数据专项检查表

序号：______ 医院名称：______________________ 问题编码：__________

病历号		性别		年龄		
出院科别		入院日期		出院日期		
主要诊断	ICD-10编码	主要诊断选择错误（1．与主要手术/操作不符，2．与核心治疗不符，3．其他）	缺少重要诊断依据	疾病编码选择错误	正确主要诊断	
其他诊断	ICD-10编码	错报（1．诊断依据不足，2．不符合上报要求，3．其他）	编码不足（1．低编；2．未联合）	过度编码（1．高编；2．多编；3．诊断依据不足）	正确诊断	
漏报其他诊断						
主要手术/操作	ICD-9编码	未和主要诊断相对应	手术编码过于简单（编码不能满足术式）	缺记录/报告	漏报	正确主要手术/操作
其他手术/操作	ICD-9编码	错报	手术/操作编码选择错误	缺记录/报告		正确手术/操作
漏报其他手术/操作						
其他项目						
新生儿出生体重		新生儿入院体重		重症监护时间		
呼吸机使用时间		颅脑损伤昏迷时间	—	—		
其他说明			填表人			

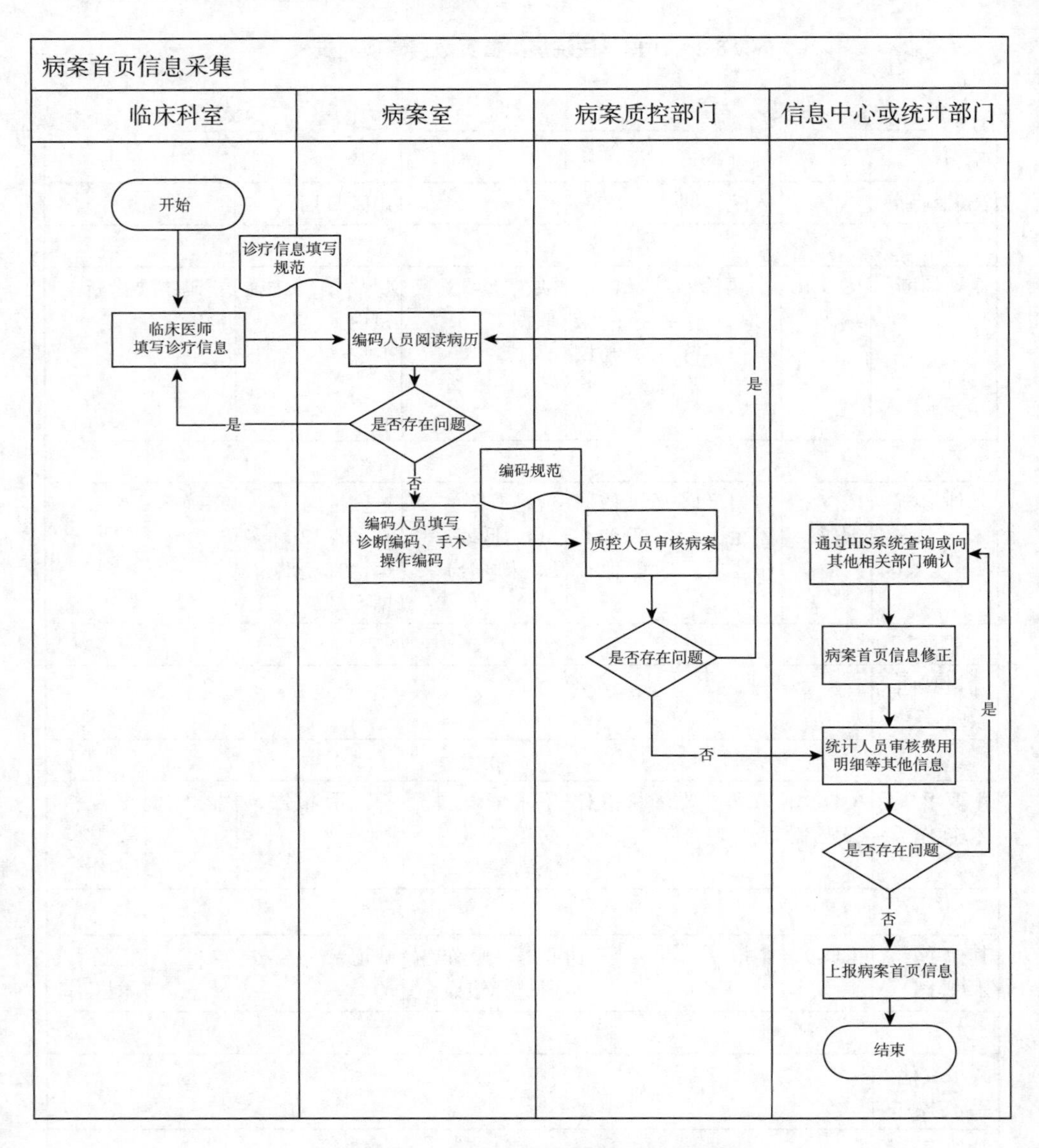

图 8-9　住院病案首页信息报送质控流程

在一家医院里涉及填报病案首页数据的部门和工作人员大致有 4 类：①临床医师，负责主要诊断的选择以及手术操作的填写完整；②相关医务工作人员，负责住院登记时患者基本信息填写的准确与完整，费用信息导出的准确；③病案编目人员，负责准确编目疾病诊断与手术、操作，日常维护相关数据字典；④信息系统开发及维护人员，负责病案首页数据按照统一规范的标准接口文档导出病案首页数据。针对不同岗位用简洁明确的语言制定岗位说明书，并建立长期的、可持续的培训计划，例如对医师要重点培训主要诊断的选择问题、其他诊断以及手术与操作是否填写完整等；对病案编目人员，要进行主要诊断及主要手术、操作的判定，对于医师写的诊断及手术、操作的正确理解等。最后，要建立持续的过程检查控制机制，对于重点环节进行日常监控，可建立由临床医师和病案工作人员共同组成的质控小组，每日对归档入机后的病案首页数据进行督导检查等。

（二）北京市病案首页数据质量督导检查

2008 年起，北京市卫生局应用 DRGs 项目研究的成果，根据各医疗机构上报的病案首页数据进行了医疗服务绩效评价，比较不同医疗机构的服务范围、技术难度、服务效率及医疗安全指标。2010 年，北京市人力资源与社会保障局在北京友谊医院等 6 家医院对北京市参保人员 108 个 DRGs 病组开展医保付费改革试点工作。无论是医疗服务绩效评价，还是医保付费改革，都必须建立在质量良好的数据基础之上。

为保障绩效评价与付费改革工作的顺利进行，每年 8—10 月，卫生信息中心都组织全市 40 余家医疗机构的 100 余名病案、统计、临床、物价、药品、医院管理等方面的专家，组建若干个督导检查组对全市二级及以上医疗机构上报的病案首页数据质量进行检查。检查内容包括：上传数据的符合率，首页主要诊断、手术及操作的填报准确率，其他诊断、手术及操作的填报准确率，收费分类填报的符合率及依据充分性，信息系统友好性，服务流程、业务流程及数据流程的改进情况，标准的维护以及数据的利用。

督导检查的大致流程为：首先，由卫生信息中心统一组织督导专家培训，培训督导专家使用统一标准化、可量化的问题采集表；其次，利用缺陷管理的思路，从病案首页数据库中调取疑似问题病历，打印成督导检查表；再次，全面开展现场督导工作，记录检查过程中发现的问题；然后，进行问题的汇总分析；最后，产出数据质量报告并反馈相关医疗机构。现以 2013 年北京市病案首页数据质量督导检查为例，详细讲述具体开展情况。

2013 年北京市病案首页数据督导检查共涉及定期通过北京市卫生局综合统计信息平台上报住院病案首页信息的 141 家医疗机构，其中三级医院 55 家、二级医疗机构 85 家、非二级但参照二级医疗机构上报病案首页信息的 1 家。按照各医院级别、规模不同，确定了不同的抽样量，三级医院每家抽取 200 份病历，其他二级及以下医疗机构每家抽取 100 份病历。

1. 检查方法

（1）抽取疑似问题病历

根据各医院上报至北京市卫生局综合统计信息平台的病案首页信息，抽取其中的疑似问题病历进行检查。所谓疑似问题病历，即影响 DRGs 分组或影响医疗服务绩效评价指标准确性的病历数据。具体情况如下：

1）抽取未入 DRGs 组病历。在未入 DRGs 组病历中分为出院主要诊断与主要手术操作不符，疾病诊断编码、手术 / 操作编码与 DRGs 分组系统要求不符两种情况。这两种情况均能直接追踪到疑似病历。

2）每个 DRGs 组中离散度高的病历。抽取每个 DRGs 组中住院费用离散度高的病历。对当年每个 DRGs 组中住院费用变异程度大的病历进行抽样选取。每个 DRGs 组中的住院费用分布服从偏态分布，对于能够通过适当的变量转换为正态分布的数据，采用正态分布法抽取病历。对于不能转化为正态分布的数据且病历数样本含量不低于 100，采用百分位数法。

3）复杂及特殊病历对病案首页数据库中显示住院情况较为复杂或特殊的病历进行抽查，具体核查病历包括以下 5 类：①转科的病历，②主要诊断入院病情为无的病历，③手术（不含操作）条数大于等于 2 的病历，④诊断条数大于等于 10 的病历，⑤住院日期为 40 ～ 60 天的病历。

4）低风险组死亡病历。低风险组死亡病历是一项能反映医疗质量安全的指标，泛指本不应该发生死亡的患者发生死亡，直指医疗过程环节中可能存在质量安全问题；同时，在数据质量方面，也是非常容易出错的环节，因此，这类病历也是重点聚焦的。

5）明显与“出院主要诊断选择原则”不符的病历。第五章已经介绍医师在填报住院病案首页时对于出院主要诊断的选择需要遵照 21 条原则。在每年上报的数据当中，都会有部分病历的出院主要诊断明显与原则相悖，这些病历也是重点筛选范围。

6）抽取危、急、重症病组和高频编码病历。危、急、重症病组是医政管理部门评价医疗机构危、急、重疾病抢救能力的重要基础数据，在上述筛选原则抽取病历数量不够的情况下，可抽取危、急、重症病组病历和各医院的高频编码病历进行补充。

7）往年编码疑似问题病历复查。抽取一定比例的往年问题病历进行复查，追踪往年问题是否有所改善。

（2）检查病历抽样方法

经专家论证，确认当前病案首页中常见的质量问题作为本次检查的重点。先抽查疑似问题病历，若疑似问题病历超出样本量，再采用分层随机抽样的方法在各个疑似问题中随机选取待查病历构成 200 份或 100 份待查病历；若疑似问题病历不足样本量，则抽取死亡病历进行补充；若疑似问题病历加死亡病历样本量仍不足样本量，则采取简单随机抽样的方法在总病历中筛选部分病历补齐样本量进行检查。

2013 年，按照上述抽检方法列出病案首页中部分常见的质量问题详见表 8-3。32 类问题中，有 6 项为往年强调问题的复查，另外 26 项为 2013 年第一次检查。

（3）检查流程

2013 年，组织了 16 个由临床医师、管理人员、病案编码人员、物价收费、临床药学人员组成的督导检查组，分别对各医院的病案首页信息进行了现场督导检查。

检查组每组 6 人左右，调取医院方存档的住院病案进行问题追踪。临床医师、管理人员、病案编码人员通过逐一阅读病历中的住院治疗记录、化验检查单、出院小结、死亡讨论、医嘱等信息，对病案首页中主要诊断 / 主要手术的选择、其他诊断 / 其他手术的选择及完整性、诊断及手术编码的准确性，以及其他项目信息的准确性和完整性进行判断。物价组专家通过调取医院信息系统中的明细费用数据，重点核对各医院医疗收费是否按照 38 项分类要求对患者收费项目进行汇总、各医院患者费用上传 38 项分类与本院 HIS 数据库内患者发生费用的实际分类是否一致、各医院物价数据库项目维护是否准确、其他物价相关政策的执行是否正确。药学专家则对医院的药品信息上报情况进行检查。

2. 数据质量状况

（1）病历检查完成情况

2013 年督导检查共检查医疗机构 141 家，应查病历 20 166 份，实查病历 19 545 份，样本完成率为 96.9%。未查病历原因包括病历借出、病历因医患纠纷封存、病历号与平台上报信息不一致未找到、病历中信息不全无法检查等情况。

（2）问题及案例

在本次检查的 19 545 份疑似问题病历中，共确认问题病历 9 640 份，问题病历检出率为 49.3%。其中三级医院共检查病历 11 053 份，问题病历检出率为 47.3%；二级医院共检查病历 8 492 份，问题病历检出率为 52.0%。

表8-3　2013年住院病案首页督导检查疑似问题列表

序号	编码	名称	范围	类型
1	K92.2	上消化道出血	二级+专科传染（a521，佑安医院、胸科医院、地坛）	复查
2	J98.402	肺部感染	中医，主诊出现	复查
3	K80.203	胆囊结石	全体	复查
4	K35.902	急性阑尾炎	全体	复查
5	K40.902	单侧腹股沟疝	全体	复查
6	O80	顺产伴妊娠疾病（O10-O26.8）	全体+专科妇产a518、G100	复查
7	54.11003	剖腹探查术	全体	手术
8	E11.901	2型糖尿病	二级	
9	E11.311+H36.0*	2型糖尿病性背景性视网膜病	二级	
10	K29.703	胃炎	二级	
11	Z51.502	恶性肿瘤的支持治疗	二级	
12	J44.901	慢性阻塞性肺疾病	二级	
13	R18	腹腔积液	全体	
14	N83.205	卵巢囊肿	专科妇产A518、G100	
15	N93.801	功能性子宫出血	专科妇产	
16	F20.901	精神分裂症	专科精神a520	
17	F10.901	由于使用酒精引起的精神和行为障碍	专科精神	
18	F31.401	双相情感障碍，目前为不伴有精神病性症状的重度抑郁发作	专科精神	
19	F31.901	双相情感障碍	专科精神	
20	F32.901	抑郁发作	专科精神	
21	36.06003	冠状动脉支架置入术	全体	手术
22	S824和S82.1	主诊和其他诊断分别出现S82.4和S82.1	全体	
23	J18.901	J18.901-肺炎	中医，主诊出现	
24	D25.902	子宫平滑肌瘤	妇产，主诊出现	
25	R96.001	猝死	全体，主诊出现	

续表

序号	编码	名称	范围	类型
26	54.21001	腹腔镜检查	全体，全部手术操作中只要出现54.21001	手术操作
27	G93.505	脑疝	全体，所有诊断出现	
28	Z47.001	取出骨折内固定装置	口腔，主诊出现	
29	Z47.002	取出内固定装置	口腔，主诊出现	
30	Z47.801	去除外固定装置	口腔，主诊出现	
31	A16.202	肺结核	传染，主诊出现	
32	K74.602	肝硬化	传染，主诊出现	

按照检查项目，分为主要诊断问题、其他诊断问题、主要手术问题、其他手术问题、其他项目问题（包括新生儿出生体重、新生儿入院体重、呼吸机使用时间、重症监护时间等 6 项）共 10 项 5 大类问题，共检出错误项目 12 386 条，项目错误率为 6.3%。在 5 大类问题中，主要诊断问题最多，占 39.1%；其他诊断问题占 21.6%，主要手术操作问题占 12.8%，其他手术操作问题占 24.2%；其他项目问题相对较少，共占 2.4%。详见表 8-4。

表8-4　检查各类错误总体情况

	检查病案总份数	有问题病案份数	错误病案项目数量合计	错误病案项目分类				
				主要诊断问题	其他诊断问题	主要手术操作问题	其他手术操作问题	其他项目问题
三级	11 053	5 225	6 701	2 336	1 333	930	1 883	219
二级及以下	8 492	4 415	5 685	2 509	1 338	649	1 116	73
合计	19 545	9 640	12 386	4 845	2 671	1 579	2999	292

现将各类问题分述如下：

1）主要诊断问题。2013 年督导检查共检查病历 19 545 份，发现主要诊断问题的病历 4845 份，检出率为 24.8%。其中三级医院共检查病历 11 053 份，发现主要诊断问题的病历 2 336 份，检出率为 21.1%；二级医院共检查病历 8492 份，发现主要诊断问题的病历 2 509 份，检出率为 29.6%。详见表 8-5。

主要诊断问题又分为与主要手术 / 操作不符、与核心治疗不符、缺少重要诊断依据、疾病编码选择错误和其他5类（详见表8-6）。其中，错误较为集中的问题为疾病编码选择错误和其他，分别占了主要诊断问题的40.5%和28.0%；其次与核心治疗不符的也占了18.6%。

表8-5　主要诊断错误的总体构成情况

	检查病案总份数	错误病案项目数量合计	主要诊断问题	主要诊断问题检出率%	占总错误项目的比例%	各级别构成情况%
三级	11 053	6 701	2 336	21.1	34.9	48.2
二级及以下	8 492	5 685	2 509	29.6	44.1	51.8
合计	19 545	12 386	4 845	24.8	39.1	100.0

表8-6　主要诊断错误原因分析

	三级		二级及以下		合计	
	绝对值	构成比	绝对值	构成比	绝对值	构成比
与主要手术/操作不符	199	8.5	242	9.6	441	9.1
与核心治疗不符	395	16.9	506	20.2	901	18.6
缺少重要诊断依据	64	2.7	118	4.7	182	3.8
疾病编码错误	872	37.3	1 091	43.5	1 963	40.5
其他	806	34.5	552	22.0	1 358	28.0
合计	2 336	100.0	2 509	100.0	4 845	100.0

案例1：与主要手术/操作不符。某患者主要诊断：肺部感染。主要手术：膀胱切开取石术。其他诊断：N39.001-泌尿道感染，E78.501-高脂血症，I63.902-脑梗死，K21.001-反流性食管炎，I25.203-陈旧性前壁心肌梗死，Z98.8108-胃术后，N13.301-肾盂积水，J44.802-慢性喘息性支气管炎，I25.105-冠状动脉粥样硬化性心脏病，N21.001-膀胱结石，N18.905-慢性肾功能不全等。应将主要诊断改为：N21.001-膀胱结石。

案例2：与核心治疗不符。某患者主要诊断：煤尘肺。主要手术：无。主要治疗：抗感染治疗。西药费：抗菌药物费。其他诊断：J98.402-肺部感染，J43.905-阻塞性肺气肿，I25.105-冠状动脉粥样硬化性心脏病，I20.805-稳定性心绞痛，I50.907- 心功能Ⅱ级，I10XX05- 高血压Ⅲ期，J44.802- 慢性喘息性支气管炎。应将主要诊断改为：J98.402- 肺部感染。

案例 3：主要诊断选择错误。急性冠状动脉综合征（I24.803），“急性冠状动脉综合征”一般不应出现在出院主要诊断中，入院后短时间内，应明确患者是否存在急性心肌梗死，或其他冠状动脉问题，若除外心肌梗死，应诊断为不稳定心绞痛。若此诊断出现，应仅见于入院后很快转、出院，未能在院内取得任何进一步的诊断资料的患者。例：原主要诊断为 I24.803 ；经检查阅读病历后，改为 I21. 403 非 ST 段抬高型心肌梗死。

案例 4：缺乏重要诊断依据。首页填写主要诊断：慢性支气管炎合并肺部感染。浏览病历及各项检查报告单后，发现肺部感染诊断依据不足。正确主要诊断：慢性支气管炎、上呼吸道感染。

案例 5：疾病编码选择错误。首页填写主要诊断：消化道出血。阅读病历患者因呕血来院就诊，经胃镜确诊为肝硬化伴食管胃底静脉曲张破裂出血，消化道出血原因明确，应考虑采用合并编码。

2）其他诊断问题。在总共 12 386 条错误项目中，其他诊断错误占了 21.6%，所占比例低于主要诊断错误和其他手术操作错误，但也是非常值得重视的一个首页数据质量问题。同时，由于其他诊断的总项目数是不定的，所以在本次检查计数中仅统计了其他诊断错误的病历份数，而实际上在一份病历中，各类其他诊断错误项相互叠加的现象也非常普遍。详见表 8-7。

其他诊断问题可以大致分为诊断依据不足、不符合上报要求、低编码、未联合编码、高编码、多编码、漏报及其他共 8 个类型的问题。各类错误分布情况详见表 8-8，其中其他诊断漏报和多编码是较为普遍的错误，而且这两类是对 DRGs 分组影响较大的两类错误，应引起足够的重视。

表8-7　其他诊断错误的总体构成情况

	检查病案总份数	错误病案项目数量合计	其他诊断问题	其他诊断问题检出率（%）	占总错误项目的比例（%）	各级别构成情况（%）
三级	11 053	6 701	1 333	25.2	19.9	49.9
二级及以下	8 492	5 685	1 338	28.3	23.5	50.1
合计	19 545	12 386	2 671	13.7	21.6	100.0

表8-8 其他诊断错误的原因分析

	三级		二级及以下		合计	
	绝对值	构成比	绝对值	构成比	绝对值	构成比
不符合上报要求	58	4.4	57	4.3	115	4.3
低编码	61	4.6	68	5.1	129	4.8
未联合	33	2.5	15	1.1	48	1.8
高编码	30	2.3	58	4.3	88	3.3
多编码	252	18.9	245	18.3	497	18.6
诊断依据不足	81	6.1	88	6.6	169	6.3
漏报	618	46.4	639	47.8	1 257	47.1
其他	200	15.0	168	12.6	368	13.8
合计	1 333	100.0	1338	100.0	2 671	100.0

案例 1：其他诊断是否存在漏报。已有其他诊断：C77.103- 纵隔淋巴结继发恶性肿瘤，J98.402- 肺部感染，I50.902- 心功能不全，R74.001- 转氨酶升高，D64.903- 贫血，E80.603- 非新生儿高胆红素血症，J96.901- 呼吸衰竭，I31.905- 心包积液。通过查阅病历，从临床医师出院诊断中发现，漏报其他诊断：I10XX04- 高血压Ⅱ期，I63.901- 多发性脑梗死，I25.105- 冠状动脉粥样硬化性心脏病。

案例 2：未采用合并编码。当诊断中同时出现：J42XX02- 慢性支气管炎，J43.905- 阻塞性肺气肿。正确编码：J44.804- 慢性气肿性支气管炎。

案例 3：过度编码——高编、多编。急性阑尾炎 K35.9，高编到急性阑尾炎伴弥漫性腹膜炎 K35.0；2 型糖尿病性周围血管病与 2 型糖尿病性周围血管病及坏疽；跖骨切除术与跖骨病损切除术；腔镜下的手术多编一个腔镜检查的操作。

案例 4：编码不足——低编。急性化脓性阑尾炎伴穿孔 K35.0，低编到急性阑尾炎 K35.9；贫血与重度贫血；腰椎间盘脱出与腰椎间盘脱出伴神经根病。

3）主要手术问题。本次检查共检查病历 19 545 份，发现主要手术问题的病历 1579 份，其中三级医院的错误占了 58.9%，二级医院的占了 41.1%。

在总共 12 386 条错误项目中，主要手术错误占了 12.7%，所占比例相对较小，说明各医院在主要手术信息上报方面数据质量较好。详见表 8-9。

表8-9 主要手术错误的总体构成情况

	检查病案总份数	错误病案项目数量合计	主要手术问题	主要手术问题检出率（%）	占总错误项目的比例（%）	各级别构成情况（%）
三级	11 053	6 701	930	8.4	13.9	58.9
二级及以下	8 492	5 685	649	7.6	11.4	41.1
合计	19 545	12 386	1 579	8.1	12.7	100.0

主要手术问题又分为未与主要诊断对应、缺少手术 / 操作记录报告、手术编码过于简单（不能满足术式）和漏报 4 类。其中，错误较为集中的问题为未与主要诊断对应和手术编码过于简单两类错误，分别占了主要手术问题的 57.4% 和 23.9%。详见表 8-10。

案例 1：手术 / 操作编码选择错误。当“剖腹探查术”是手术的一个步骤时，应选择与主要诊断相对应的主要术式作为主要手术，而不能将“剖腹探查术”作为所有腹部手术的主要手术术式。例如，将“B 超引导下肝病损射频消融术”错误填报为“剖腹探查术”；腹腔镜下进行手术，主要手术错误填报为“腹腔镜检查”。

表8-10 主要手术错误原因分析

	三级		二级及以下		合计	
	绝对值	构成比	绝对值	构成比	绝对值	构成比
未与主要手术对应	583	62.7	324	49.9	907	57.4
缺手术/操作记录/报告	30	3.2	13	2.0	43	2.7
手术编码过于简单（编码不能满足术式）	252	27.1	126	19.4	378	23.9
漏报	65	7.0	186	28.7	251	15.9
合计	930	100.0	649	100.0	1 579	100.0

案例 2：主要手术编码过于简单（编码不能满足术式）。例如，将“宫腔镜下诊断性刮宫术”只编码为“宫腔镜检查”；再如，将“冠状动脉药物洗脱支架置入术”只编码为“冠状动支架置入术”。

4）其他手术 / 操作问题。本次检查共检查病历 19 545 份，发现其他手术 / 操作问题的病历 2999 份，其中三级医院的错误占 62.8%，二级医院占 37.2%。

在总的 12 386 条错误项目中，主要手术错误占 24.2%，所占比例仅次于主要诊断问题，不容忽视。详见表 8-11。

表8-11　其他手术/操作错误的总体构成情况

	检查病案总份数	错误病案项目数量合计	错误病床项目分类			
			其他手术/操作问题	其他手术/操作问题检出率（%）	占总错误项目的比例（%）	各级别构成情况（%）
三级	11 053	6 701	1 883	17.0	28.1	62.8
二级及以下	8 492	5 685	1 116	13.1	19.6	37.2
合计	19 545	12 386	2 999	15.3	24.2	100.0

其他手术 / 操作问题又分为编码选择错误、缺少手术 / 操作记录或报告单、错报和漏报 4 类。其中错误非常集中的为漏报，占其他手术 / 操作问题的 87.7%，其次为错报，其他两类错误出现较少。详见表 8-12。

案例 1：其他手术操作错报。双侧输卵管 - 卵巢切除术、盆腔淋巴结根治性切除术，应为腹腔镜下双侧输卵管 - 卵巢切除术、腹腔镜下盆腔淋巴结根治性切除术。胰腺恶性肿瘤的其他手术名称淋巴结扩大性区域性切除术；应编为白内障摘除伴人工晶体一期置入术，误编为人工晶体置入术。

表8-12　其他手术/操作错误原因分析

其他手术/操作错误	其他手术/操作问题	编码选择错误	缺手术/操作记录/报告	错报	漏报
绝对值					
三级	1 883	28	11	225	1 619
二级及以下	1 116	31	8	65	1 012
合计	2 999	59	19	290	2 631
构成比（%）					
三级		1.5	0.6	11.9	86.0
二级及以下		2.8	0.7	5.8	90.7
合计		2.0	0.6	9.7	87.7

案例 2：其他手术漏报。在督导检查中，经常发现超声心动图、肺功能测

定、CT、24 小时动态心电图、冠状动脉造影、心脏瓣膜置换术漏编体外循环等检查漏报，呼吸机治疗漏报，腹腔镜下阑尾切除术、会阴产科裂伤缝合术、单侧腹股沟斜疝修补术等漏报。

案例 3：缺手术操作记录 / 报告。静脉造影、磁共振、CT 检查等已填报，病历中未找到报告单。外科术后均有"伤口填塞物置换"疑似高编码，"伤口敷料交换"更切合实际；阑尾炎手术中往往同做"肠粘连松解术"，查阅手术记录实际为阑尾周围渗出、炎症反应导致的黏着，有诊断依据不足的嫌疑。

5）其他项目问题。本次检查，重点关注的其他项目问题为新生儿出生体重和入院体重、重症监护时间、呼吸机使用时间、入院前昏迷时间、入院后昏迷时间共 6 项指标。而其错误也无外乎这 6 个项目的漏报或错报。

本次检查共检查病历 19 545 份，每份病历检查其他项目中的上述 6 个项目，共发现其他项目问题 292 项，其中三级医院的错误占 75.0%，二级医院占 25.0%。详见表 8-13。

在总的 12 386 条错误项目中，其他项目问题错误占 2.4%（详见表 8-14），所占比例较低，但这些看似少量的错误，对于 DRGs 分组的影响却很大，尤其是重症监护时间、呼吸机使用时间、颅脑昏迷时间这些项目是影响医疗资源消耗的重要因素，因此也需要继续加强培训，提高此部分的数据质量。

表8-13 其他项目问题总体构成情况

	检查病案总份数	错误病案项目数量合计	错误病床项目分类			
			其他项目问题	其他项目问题检出率（%）	占总错误项目的比例（%）	各级别构成情况（%）
三级	11 053	6 701	219	2.0	3.3	75.0
二级及以下	8 492	5 685	73	0.9	1.3	25.0
合计	19 545	12 386	292	1.5	2.4	100.0

案例：患者因重度颅脑外伤入院治疗，病历中记载患者因车祸致头部外伤较严重，现场呼之不醒，处于昏迷状态，急诊入住 ICU 重症监护室，入院 5 天后逐渐苏醒。病案首页其他相关项目：入院前昏迷时间、入院后昏迷时间、重症监护时间均未填报。

表8-14 其他项目漏报错报问题情况

单位：病例份数

	合计	新生儿出生体重（克）漏报或错报	新生儿入院体重（克）漏报或错报	重症监护时间（小时）漏报或错报	呼吸机使用时间（小时）漏报或错报	入院前昏迷时间（小时）漏报或错报	入院后昏迷时间（小时）漏报或错报
三级	219	35	1	130	48	2	3
二级及以下	73	18	7	8	38	1	1
合计	292	53	8	138	86	3	4

（三）建议

病案数据质量是客观公正地评价各级医疗机构住院医疗服务绩效的关键，如果在失真的数据基础上进行绩效评价，不仅没有任何意义，还会给决策者带来误导，产生不良影响。在一家医疗机构中，信息上报是一项需要多部门协同合作的工作，涉及医院的临床、医务、病案、统计、物价、药品等多个部门，每个中间环节的操作人员所具备的专业知识、业务水平以及岗位能力对其上报的信息质量有着重要的影响。因此，医院管理者要明确各部门职责，加强组织协调，确保上报信息流的通畅；同时，卫生管理部门也应加强对医院相关人员的培训以及对病案信息上报质量的督导工作。

1. 加强组织管理

（1）医院领导应提高对病案首页填报工作的重视，并采取相关措施加强对病案首页数据上报质量的监管。

（2）加强相关科室的人员配置和责任分工。目前，尚有部分二级医院缺少专职编码员，大部分编码员还同时负责门诊或住院病案的管理工作，编码时间不能保证，无法详细阅读病案，导致主要诊断选择、编码不准确；部分医院物价和临床药学工作也没有专职人员，从而造成工作责任分工不明，数据报送质量无法保证。

（3）加强病案、临床、医务、物价、信息中心等多部门之间的协作与沟通，将病案首页信息质控责任落实到人。

2. 提高人员业务能力

（1）各医院要加强对临床医师的病案首页填报培训工作，使之掌握好主要诊断选择的原则，比如：主要诊断的选择既要遵循与核心治疗相符的原则，又要避免诊断依据不足的问题，其他诊断要避免漏报漏填的现象。主要手术/操作应该与主要诊断相对应，其他手术/操作要做到不漏报、不错填。

（2）加强病案科编码员的技术培训与对外沟通交流，使之熟练掌握ICD编码原则和主要诊断的选择原则，不能完全按照医生所写的诊断顺序编码录入；不断学习临床专业知识，学会阅读病历，结合病历内容进行编码，对临床医师填写的报告和记录能起到审核的作用，减少编码漏报、错报率。

（3）监护室病案应重视呼吸机使用时间及重症监护时间的填写，做到不漏报、不错报。

3. 做好信息系统建设与标准维护工作

（1）各医院应加强对收费分类和药品分类标准的维护。

（2）各医院应提高病案统计部门的电脑和网络配置条件，使相关工作人员能够定期查阅统计信息平台，及时升级更新字典库和了解最新需求。

（3）医院应加强病案部门与信息技术部门的沟通，对上传数据进行抽样检查，如发现标准对照错误、项目漏报等情况应及时联系，进行接口改造，医院信息系统管理部门也应及时做好支持配合工作，及时跟踪并解决数据上报过程中出现的问题。

（4）大型检查如磁共振、CT检查等操作偶有遗漏，建议医院信息技术部门采取相关措施，用自动化的方式避免出现类似问题。

（郭默宁）

参考文献

[1] 郭默宁，陈越鹏，刘婉如，等. 北京市卫生统计信息平台建设设想. 中国数字医学，2008，3（9）：54-56.

[2] 北京市卫生局关于规范住院病案首页填报工作的通知（京卫医字［2007］17号），2007.

[3] 郭默宁，刘婉如，琚文胜. 信息系统在北京卫生统计工作中的作用. 中国数字医学，2008，3（9）：20-22.

[4] 马林，何桢. 六西格玛管理. 2版. 北京：中国人民大学出版社，2007：103-150.

[5] 郭默宁，李宪. 浅析DRGs应用于医院绩效评价的基本条件. 中华医院管理杂志，2011，27（11）：870-873.

作者单位：北京市公共卫生信息中心统计室，100050

E-mail：guomn@bjhb.gov.cn

第九章 DRGs 论证工作的组织与管理

一、BJ-DRGs 论证工作的背景

2008 年以来，BJ-DRGs 疾病诊断相关分组和基于 DRGs 的医院绩效评价方法先后被前卫生部、北京市卫生局、北京市医院管理局等行政部门成功地应用于医院住院服务绩效评价、北京地区三级医院对口支援远郊区县区域医疗中心效果评价、北京地区临床重点专科评选、三级医院等级评审等工作。

2011 年，在北京市人力资源与社会保障局、市卫生局、市财政局、市发展和改革委员会 4 部门联合推动下，北京市启动了 DRGs 付费试点工作。2013 年，作为综合支付方式改革试点工作的组成内容，北京市新型农村合作医疗管理中心也在平谷区医院开展了应用 BJ-DRGs 进行短期住院付费的试点工作。

实践证明，BJ-DRGs 方法是科学、系统的住院医疗服务绩效评价及医保付费工具，有很好的应用前景。

众所周知，随着人类社会的发展，疾病谱在不断发生变化，人类对疾病的认识也在不断深入；同时，随着科学技术的不断进步，治疗疾病的方法也在不断推陈出新。因此，建立在住院病案首页疾病与手术操作名称基础上的 DRGs 系统，必须契合临床发展并与时俱进，需要临床医生和病案编码人员密切合作，对疾病诊断和手术操作术语及其编码、对疾病诊断相关分组规则不断进行补充、修改与调整。BJ-DRGs 首版分组方案主要听取了 DRGs 项目组 12 家成员单位部分临床人员的意见，还需要广泛听取行业内意见，使其更具有代表性与权威性。

为此，2013 年北京市医院管理研究所特别向市财政局申请项目资金，开展 DRGs 论证工作。项目主要内容为在北京市 DRGs 项目组前期研究完成的技术标准（DRGs、ICD-10、ICD-10PCS /ICD-9）基础上，开展疾病诊断术语、手术操作术语、疾病诊断相关分组规则的论证工作，以期使整个 DRGs 体系符合不断变化的临床实际情况。

二、临床论证工作的组织实施

BJ-DRGs论证工作自2013年5月开始筹备，至2014年5月结束，历时1年，其过程可分为组织筹备、遴选专家、培训专家、初步论证、全面论证、整理汇总6个阶段。

（一）组织筹备

2013年5月初，北京市医院管理研究所DRGs项目办公室起草了《诊断相关组（DRGs）论证项目实施方案》，项目组领导小组成员及业务管理部门的专家就论证方案进行了研讨，最终确定了BJ-DRGs临床论证项目的组织管理架构、人员分工、专家遴选原则、临床论证内容、实施流程等内容。

第一，建立了BJ-DRGs临床论证组织管理架构，确定了人员分工。DRGs项目办公室负责论证项目总体组织协调工作。办公室下设综合组、临床诊断分类组、手术操作分类组、分组器方案和结构应用论证组4个工作小组。

第二，确定了论证专家的基本条件。论证专家由临床专业和病案编码专业人员组成。临床专家要求主治医师及以上职称，对医学术语和疾病编码有一定了解。病案编码专家要求具有病案专业中级及以上职称，或从事病案编码工作5年以上。

第三，明确了以下几方面的临床论证内容：

（1）本专业所列诊断、手术、操作术语是否与临床应用术语相符合，是否有重复内容需要删除、有不适用内容需要修改。

（2）本专业诊断、手术、操作术语是否涵盖本专业所有住院病历，是否有遗漏需要增补。

（3）本专业DRGs分组是否合适，是否有遗漏需要增补、有重复需要合并或删除。

（4）本专业每组DRGs的诊断、手术、操作术语在该组内是否合适，是否体现疾病复杂程度和治疗手段的难易程度的一致性，是否需要调整。

（5）论证每个DRGs组中疾病诊断编码及手术操作编码。

（二）遴选专家

2013年6月初，北京市医院管理研究所项目办公室联合市卫生局医政处，向全市二级及以上医疗机构下发了《北京市卫生局关于推荐DRGs项目论证专家的通知》，要求各医疗机构上报DRGs项目论证专家推荐名单。

医疗机构热烈响应，全市推荐的BJ-DRGs临床论证专家名单近2000人，含临床主任、副主任医师1000余名，其中有200余名身兼医学会各临床专业委员会主委、副主委、秘书、委员、青年委员等职，还有近300名从事医院管理、病案管理、医保付费等工作的医院管理专家也积极报名参与。

DRGs项目办公室邀请项目组领导小组成员及业务管理部门的专家召开了DRGs临床论证专家遴选工作会议。考虑到北京地区医院中临床专业的分工现状，以及各个临床专业组专家构成的代表性、权威性和整个论证过程的可参与性，首先讨论确定了遴选专家的几项原则：

（1）依据26个MDC专业特点，将相近、相关、相似专业整合为15个大专业组，每个大专业组再根据临床学科分工拆分为2～4个专业组。例如：呼吸系统疾病分为呼吸内科和胸外科，心血管疾病分为心内科、心脏大血管外科和血管外科3个专业。最终形成了33个专业组。

（2）每个专业组根据涉及论证的疾病或手术操作术语多少遴选5～10位专家，每个专业尽可能保留1位曾经参与过前几年DRGs工作的临床医生。

（3）拟定专家人选应能确保全程参与论证，具有临床专业背景的医院管理人员优先遴选到各相关临床专业组。

（4）根据北京作为首都其医院隶属关系多元化的特点，对中央、地方、军队、企业所属医院的专家尽量全覆盖，优先在教学医院推荐的人员中进行遴选。

最终，项目办公室从医院上报名单中共遴选出33个专业组的400余名专家，初步形成了“BJ-DRGs项目论证专家库”。

（三）培训专家

为保证此次论证工作顺利进行，项目组在初步确定了BJ-DRGs项目论证专家库人选后，以全体专家大会的形式开展了DRGs相关知识培训。

2013年8月，各医院入选BJ-DRGs项目论证专家库的人员，参加了为期2天的DRGs相关知识培训。课程包括北京市DRGs的发展和应用、北京市DRGs-PPS支付方式改革与医院管理、北京版诊断相关组（BJ-DRGs）系统介绍、病历首页数据与主要诊断选择、医院出院病案首页数据质量控制、ICD-10临床版诊断术语与分类介绍、ICD-9手术操作分类临床版介绍、DRGs方法在产科中的临床应用共8项内容。通过培训，与会专家对BJ-DRGs的来源、发展历程、分组原理和方法、数据来源、数据质控及规则、数据标准、在医院评价及付费方式方面的应用等有了系统的了解，为下一步召开各临床专业的论证工作打下了坚实的基础。为了解听课效果，所有与会者在结束培训时现场接受了与培训内容相关的问卷考核。

根据培训会议出勤情况与问卷考核结果，项目组对400余名专家进行了再次筛选，剔除了未请假缺勤及现场问卷考核不合格者，最终确定了参与论证工作的人选。每个专业组选择1名对DRGs工作较为熟悉或具有医院管理专业背景、热心于DRGs论证工作的临床医师作为临床秘书，选择1～2名病案专业人员作为编码秘书，准备进入下一阶段的临床论证工作。

（四）初步论证

在开展全面论证之前，项目组选择妇产科专业（“女性生殖系统疾病与功能障碍”、“妊娠、分娩及产褥期”两个MDC组）率先开展临床论证工作，为全面开展论证工作摸索组织管理经验。其原因为，妇产科分组相对较少，与其他学科交叉相对较少，论证工作量较小，论证流程相对简单。论证会议初步拟定为3次：第一次会议下发论证材料并介绍论证内容。论证材料包括妇产科专业DRGs分组的基本框架，命名方式，每组内所涵盖的疾病、手术操作术语及ICD编码，由项目组人员向专家介绍论证内容，与会者就论证内容进行初步沟通。会下，专家们各自对论证材料进行详细的阅读和研究，通过个人临床经验、征求业内其他专家意见、查阅学术资料等方式形成本人论证意见。第二次会议由选举产生的组长主持，对每位专家提出的论证意见进行逐项讨论，会后由临床秘书、编码秘书合作整理成最终意见。第三次会议讨论、通过最终意见，全体论证专家在专家论证意见表上签字，完成本专业临床论证材料提交项目组留档。

通过妇产科专业的初步论证，总结了宝贵的经验，为全面论证提供了借鉴：

（1）论证人员组成。每个专业组包括临床和病案编码两类人员参与，论证专家5～9人为宜，设临床秘书与编码秘书各1名，选举1名在业内具有较高权威性、号召力和组织能力的专家作为组长。组长负责主持本组论证工作；临床秘书协助组长工作，形成论证终稿；编码秘书负责向临床专家解答编码术语问题，记录专家论证意见，并配合项目组进行后期的资料整理。

（2）建立论证工作平台。由于临床术语、编码的修改工作量大，无论是手写还是电子输入都非常繁琐，且后期整理也面临很大困难。为提高工作效率，减轻论证专家工作负担，DRGs项目组紧急开发了分组论证应用平台——北京DRGs论证专家意见记录库，后台直接调取ICD-10、ICD-9字典库，关联DRGs分组规则，提供给论证专家使用。

（3）围绕论证专业内容将相关DRGs组的分组内容提前准备好纸质材料与电子版，供论证专家使用。

（五）全面论证

在总结妇产科论证经验的基础上，为顺利推进下一步的全面论证工作，DRGs 项目办公室召开了其他专业组工作秘书培训会议。会上明确各专业组临床与编码工作秘书的职责，熟悉 BJ-DRGs 命名原则及 DRGs 论证内容，学习北京 DRGs 论证专家意见记录库的操作方法，使工作秘书在论证会上能够辅导其他专家开展论证工作。

2013 年 10—12 月，在北京市医院管理研究所 DRGs 项目办公室的统一组织下，BJ-DRGs 临床论证工作会议全面展开。由于 DRGs 分组系统与我国现行临床学科（专业）业务分工有所不同，按照现行临床学科（专业）业务分工，整个论证工作分成呼吸内科、消化内科、神经内科、心血管内科、血液内科、肾内科、内分泌专业、风湿免疫科、普通外科、乳腺外科、神经外科、骨科、泌尿外科、胸外科、心脏大血管外科、血管外科、烧伤科、整形外科、妇产科、儿内科、儿外科、眼科、耳鼻喉科、口腔科、皮肤科、精神科、传染科、肿瘤科、医学影像科、放射治疗科、急诊医学科、康复医学科、职业病科共 33 个临床专业组进行论证，每个专业召开论证会议 2 ～ 3 次。

还有部分学科论证内容存在交叉、术语共用现象，需要根据临床实际灵活调整论证方案，以避免论证结果发生分歧或内容遗漏。举例如下：

（1）神经系统疾病论证。本专业论证内容为 BJ-DRGs 分组中的神经系统疾病及功能障碍（MDCB）。根据临床学科分类，将论证工作分成了神经内科和神经外科两个组。神经外科组与骨科部分疾病治疗有交叉，故论证增补了肌肉、骨骼疾病及功能障碍（MDCI）中的部分 DRGs 组内容。包括 IB1（前 / 后联合脊椎融合术）、IB2（颈椎外的脊椎融合术）、IB3（颈椎融合术）、IB4（脊椎融合术外的颈、背部及脊柱手术）4 个组，以及 MDCZ 多发严重创伤大组中的 ZB1（多发性重要创伤开颅术）、ZC1（多发性重要创伤的脊柱、髋、股或肢体手术）组。论证任务顺利完成。

（2）呼吸系统疾病论证。本专业论证内容为 BJ-DRGs 分组中的呼吸系统疾病及功能障碍（MDCE），根据临床学科分工，将论证工作分成了胸外科和呼吸内科两个组。胸外科开展的手术治疗与消化系统疾病及功能障碍组（MDCG）部分疾病有交叉，故论证增补了包括 GB1（食管、胃、十二指肠大手术）、GB3（食管、胃、十二指肠其他手术）、GV1（食管炎、肠胃炎）等部分 DRGs 组内容。补充部分请普外科同时论证，以便统一专业术语。

（3）体被系统疾病论证。本专业论证内容为 BJ-DRGs 分组中的皮肤、皮下组织及乳腺疾病及功能障碍（MDCJ），涉及皮肤科、乳腺外科、烧伤外科、整形外科等多个临床专业，项目组邀请了上述各个临床专业有代表性的专家参加论证。

（4）循环系统疾病论证。本专业论证内容为BJ-DRGs分组中的循环系统疾病及功能障碍（MDCF），涉及心血管内科、心脏大血管外科、血管外科3个专业，有很多共用的临床诊断术语。在第三次论证会议时将3个专业组的专家集合在一起，就临床术语中重复的内容进行讨论，达成共识，统一提交了专家组论证材料。

（5）血液系统疾病论证。本专业论证内容为BJ-DRGs分组中的血液、造血器官及免疫系统疾病和功能障碍（MDCQ）、骨髓增生疾病和功能障碍、低分化肿瘤（MDCR），涉及专业较为复杂，故分别组成血液内科专业、肿瘤内科、放射治疗专业开展论证。

（6）儿科论证。本专业论证内容为BJ-DRGs分组中的新生儿及其他围生期新生儿疾病（MDCP）以及其他所有涉及17岁以下儿童罹患的疾病，涉及儿内科、儿外科、新生儿科3个临床专业。除了新生儿疾病单独分组，其他儿科疾病在MDC中并未体现，而是按照年龄为17岁以下儿童对所有疾病、治疗进行筛选。因此，儿科论证会议须放在其他所有专业完成论证之后进行。

2013年12月中旬，历时半年的会议论证基本完成。总共召集了涉及33个临床专业的300余名专家参与论证工作，组织论证会议79场，参会人员860余人次。论证工作量最大的为骨科专业（涉及58个DRGs组），其次为普通外科专业（涉及40个DRGs组）；参与论证人次最多的为骨科专业（71人次）和心血管内科专业（58人次）。论证资料提交临床诊断分类组和手术操作分类组进行归纳整理。

（六）整理汇总

接到所有专业组提交的论证资料后，DRGs项目组疾病诊断编码组和手术操作编码组组织所有参加了论证工作的病案编码人员，开始了为期两个月的临床术语整理和ICD-临床版修订工作。总共调整了10 396条记录，其中诊断信息7715条，手术操作信息2681条，占55 027总条目的19%。经各临床专业专业组秘书再次确认，最终形成了《BJ-DRGs临床疾病诊断与手术操作术语集》，拟正式出版。

该术语集按照国家卫生和计划生育委员会拟定的《医疗机构诊疗科目名录》划分章节，每章中分别设有“基本诊断名称”和“基本手术、操作名称”两部分。在“基本诊断名称”和“基本手术、操作名称”两个部分中，诊断名称和基本手术、操作名称又分别划分为3类：第一类是选自《疾病和有关健康问题的国际统计分类，第10次修订本》（ICD-10）和美国《国际疾病分类第9次修订版临床版第三卷》（ICD-9-CM3）中的临床专家认为符合临床工作习惯和专业要求的部分术语名称（中文译文）；第二类是医疗工作中多年约定俗成并一直在使用的名称，经过本次临床论证专家审阅，认为可以继续使用的；第三类是本次临床论证专家依据所属专业实际临床工作需要增加的有相关引文依据的术语名称。

三、分组方案的调整与软件系统升级

按照临床专家对BJ-DRGs分组方案进行调整的意见，分组器方案和结构应用论证组与卫生信息中心程序开发、信息化建设等部门共同参与，对BJ-DRGs分组软件系统进行了全面升级改版，并使用2012—2013年北京市出院患者病案首页信息进行了试分组，对各疾病组调整前后的组间差异、组内差异进行了统计分析比较。就部分变异度较高的DRGs组的分组规则是否符合临床实际，召集了相关专业临床工作秘书进行分辨。最终，DRGs组由原版的652组调整为751组。经统计学比较，2014版软件较改版前无论在病案入组率还是组内CV值方面均有改善，同时还可以对论证、医疗机构评价工作提供智能化的服务。

四、总结

至此，本次BJ-DRGs临床论证工作圆满结束。参加论证的专家队伍规模庞大、涉及面广、全行业参与，覆盖了北京地区中央、驻京部队、北京市区两级的64家医疗机构的临床、医院管理、病案统计等权威专家300余人，充分体现了北京作为首都其卫生行业的代表性。各临床专业组专家95%以上为各专业委员会委员、秘书，包括中华医学会/北京医学会各专业委员会的主委、前主委、副主委共28人，33个专业（学科）参与论证的专家组长均为各级医院的院长、业务副院长、医务处长、医疗质控中心主任、各临床科室主任，充分体现了首都医学界的学术权威性。

DRGs论证工作的成果不仅产出了国内最新版最有权威性的临床术语集、升级版的ICD-北京临床版以及2014版BJ-DRGs分组系统软件，同时培养壮大了北京DRGs工作的专家骨干团队。

为使BJ-DRGs紧密结合临床医学的发展与变化，经北京市卫生和计划生育委员会批准，在2013年BJ-DRGs临床论证专家队伍的基础上，DRGs项目组决定成立“北京 DRGs 论证专家委员会”，对有关专业术语标准及其诊断相关分组进行持续性论证与修订。

2014 年 5 月 21 日，北京市卫生和计划生育委员会组织召开了北京 DRGs 论证专家委员会成立大会，下发了《北京市卫生和计划生育委员会关于成立北京 DRGs 论证专家委员会的通知》（京卫办字［2014］40 号文件）。本次大会宣布成立了“北京 DRGs 临床论证专家委员会”，公布了北京 DRGs 论证专家委员会章程，明确了今后对 BJ-DRGs 分组内容及方案进行动态调整升级的持续性工作机制。BJ-DRGs 将紧紧追随医疗卫生体制改革与临床医学的发展，永葆生命活力。

（刘婉如）

作者单位：北京市公共卫生信息中心统计室，100050

E-mail：liuwr@bjhb.gov.cn